# 入門運動生理学

## 第4版

【編著】
　勝田　　茂（筑波大学名誉教授）
【著】
　和田　正信（広島大学教授）
　松永　　智（京都産業大学教授）

株式会社　杏林書院

## 【第4版の序】

　健康にとって運動の重要性が今日ほど世の中に認識されたことはなかったように思われる．とりわけ，運動生理学は「運動とからだ」について研究するもっとも基本的な学問分野であり，その成果は日常生活にも直結している．

　本書は1997年の初版刊行以来，今回の改訂で第4版となる．多くの大学等で教科書として採用していただき，また，一般の方々からの支持もあり，前回2007年の改訂以来7年間で13刷を数えた．この間，多くの方々から寄せられた要望等を踏まえて今回の改定となった．

　おもな改定の内容は以下のとおりである．

　1．第1章〜第8章，第13章：大幅な変更をせず，文章および数値の見直しと一部新しい図・表を入れた．

　2．第9章：熱中症，第10章：運動選手のための食事，第11章：身体組成と肥満に関する評価法と判定法，第12章：身体活動基準2013，第14章：サルコペニア，ロコモティブシンドロームなどの内容を新しく各章に追加または修正した．

　これらの新しい内容の多くは，ご利用いただいている方々からの要望によるものであり，今後とも忌憚のないご意見をお寄せいただき，新しい版の改訂に生かしていきたいと考えている．引き続き皆様のご協力をお願いしたい．

　　2015年3月

勝田　茂

## 【第3版の序】

今回の改訂のおもな点は以下のとおりである．
1．「9章　運動処方」を新しく加えたこと．
2．「10章　運動と生活習慣病」を新しく加えたこと．
3．2色刷りおよび重要語として太字を採用したこと．

　新しく加えた2つの章は，運動生理学が単に運動によって生ずる身体のしくみを解明する学問であるばかりでなく，実学，すなわち，習得した知識や技術などがすぐ社会生活に役立つ学問としての意味からも重要であると考えた．

　「運動と生活習慣病」では，現在社会問題として話題になっているメタボリックシンドロームも取り上げているが，診断基準は国際糖尿病連盟（2007）による最新情報を採用した（第3版，p. 101）．これによると内臓脂肪蓄積を示すウエスト周径囲は，世界各国とも男性＞女性であるが，日本人は例外的に男性85 cm以上，女性90 cm以上であり，現在わが国で用いられている基準がそのまま採用されている（注：2008年1月現在，周径囲は男性90 cm以上，女性80 cm以上に変更されている）．

　この他にも1章，2章，12章で，文章・図表などの小改訂を行った．いずれもその後の学問の進展に伴って追加や削除が必要と考えたためである．

　また，2色刷りと重要語としての太字の採用は，本書をご利用いただく方々の利便性を考え，使いやすさが高まればとの思いから採用した．

　今回はご利用をいただいている方々からの要望も十分考慮したうえでの改訂を行った．これからも忌憚のないご意見をいただき，次の版の改訂時に生かしていきたいと考えている．皆様のご協力をお願いしたい．

　　　2007年2月

　　　　　　　　　　　　　　　　　　　　　　　　　　　　勝田　茂

## 【改訂の序】

　本書は1997年末に初版が発行されてから3年少々が過ぎた．この間幸いにも多くの方々に読んでいただいたが，私には刊行当初から気になっていたことがいくつかあった．そのもっとも大きなポイントは，内分泌にかかわる内容が欠落していることであり，これをなるべく早い機会に補充したいと考えていた．今回第7章として「運動とホルモン」という章を設けて，本書全体の構成のバランスを図った．執筆に当たっては他の章同様，なるべくわかりやすい表現をしたつもりであるが，専門用語が多少増えるのはお許しを願いたい．

　この他にも1章，4章，6章，8章，12章などで，図表，文章などに小改訂を加えた．いずれもそれぞれの章において内容を理解していただくためにプラスになると考え，書き加えたものである．

　本書は初版の序でも述べたように，"わかりやすさ"を第一として，簡潔に書いたつもりであるが，内容的には学問の進歩に遅れないように，随時更新をしていきたいと考えている．

　ご利用いただいて，お気づきの点などご指摘いただければ幸いである．

　2001年3月

勝田　茂

## 【初版の序】

　わが国も人生80年という高齢化社会の時代を迎えて，健康の問題は避けて通れない大きな関心事になってきているが，生涯を通じて健康で活力あふれる人生を送りたいという願いは誰にも共通のものであろう．1世紀以上も前に，ルー（Roux）は，「すべての器官は適度に使えば機能的にも形態的にも発達するが，使い過ぎれば発達は損なわれるし，使わなければ機能も形態も低下して行く」と述べている．言い換えればヒトのからだは「適度に動かすことによってのみ元気に成長し，健やかに老いることができる」ということであろう．

　運動生理学は「運動によってからだにどのような変化が生ずるのか，その現象としくみを研究する学問」であり，20世紀後半の研究の大部分はルーの言う「適度さ」を求めて進められてきたとも言えよう．

　このような運動生理学の研究の結果得られた成果は，専門家や専門家を目指す人たちばかりでなく，一般のできるだけ多くの人たちに還元されることが望ましいと考え，数ある同名の書がある中で，敢えて本書を上梓させていただいた．ここでは専門としての運動生理学よりも生活科学としての運動生理学を，わかりやすさを第一として書いた．なるべく簡潔に最低限必要と思われる事項のみを述べてある．さらに深く学びたい方は，巻末の参考書や文献を参照されたい．

　つぎにレイアウトを少し工夫して，余白のスペースを多めにとった．入門書であるために初歩的な必要事項が中心となるので，利用される方は講義として聞いたり，他の参考書からの情報を得た時などに，書込が必要になることがあろう．そのような時にテキストとノートが別々よりも一体型の方が効率よく学習できると思われる．このような意味で心おきなくメモを書き込めるスペースをとってみたわけである．

　先にも述べたように，本書は体育やスポーツに関係する方々ばかりでなく，「運動とからだ」に興味があり「からだを動かすこと」をエンジョイされている多くの一般の方々にもひもといていただけることを願うものである．

　最後に，本書の出版に際して，多大のご尽力をいただいた杏林書院太田　博社長，市村　近氏に厚くお礼申し上げます．
　　　1997年12月

勝田　茂

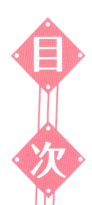

## 1章　筋収縮とエネルギー供給系 …………………………… 1

1.1　筋の種類と構造 ………………………………………………… 1
1.2　エネルギー源 …………………………………………………… 2
1.3　ATP産生の3つのルート ……………………………………… 7
1.4　運動の継続時間とエネルギー供給システム ………… 10

## 2章　筋線維の種類とその特徴 ……………………………12

2.1　筋線維の種類 …………………………………………………… 12
2.2　筋線維組成 ……………………………………………………… 14
2.3　筋線維組成と遺伝 ……………………………………………… 16
2.4　トレーニングによる筋線維組成の変化 ………………… 17
2.5　筋線維組成の推定 ……………………………………………… 18

## 3章　神経系の役割 ……………………………………………21

3.1　神経細胞の構造と種類 ……………………………………… 21
3.2　中枢神経系の構造と役割 …………………………………… 22
3.3　末梢神経の構造と役割 ……………………………………… 25
3.4　運動の調節のしくみ ………………………………………… 26
3.5　運動単位 ………………………………………………………… 27
3.6　運動単位と動員パターン …………………………………… 29

## 4章　筋の収縮様式と筋力 …………………………………32

4.1　筋の収縮様式 …………………………………………………… 32
4.2　各収縮様式の特徴 …………………………………………… 33
4.3　トレーニングによる筋力の変化 ………………………… 36
4.4　神経系の改善 …………………………………………………… 37
4.5　筋線維の肥大 …………………………………………………… 39
4.6　筋線維数の変化 ………………………………………………… 40

## 5章　運動と循環 ………………………………………………44

5.1　心臓の機能・構造と血液の循環 ………………………… 44
5.2　血液成分 ………………………………………………………… 45
5.3　運動時における心臓の働き ……………………………… 46
5.4　毛細血管 ………………………………………………………… 47
5.5　トレーニングによる変化 …………………………………… 48

## 6章 運動と呼吸 …………………………… 51

- 6.1 呼　吸 …………………………… 51
- 6.2 肺換気 …………………………… 51
- 6.3 ガス交換 ………………………… 52
- 6.4 血液によるガスの運搬 ………… 54
- 6.5 呼吸商 …………………………… 56
- 6.6 酸素摂取量 ……………………… 56
- 6.7 酸素負債量 ……………………… 60
- 6.8 無酸素性作業閾値 ……………… 61

## 7章 運動とホルモン ………………………… 65

- 7.1 ホルモンとは …………………… 65
- 7.2 ホルモンの種類 ………………… 65
- 7.3 ホルモンと受容体 ……………… 67
- 7.4 ホルモンが作用するメカニズム … 67
- 7.5 ホルモン分泌の調節 …………… 69
- 7.6 身体活動に関与するホルモンの作用 … 70
- 7.7 運動時の代謝調節 ……………… 71

## 8章 筋疲労の要因 …………………………… 76

- 8.1 神経情報の伝導・伝達における変化 … 76
- 8.2 筋線維内部における変化 ……… 78

## 9章 運動と体温調節 ………………………… 84

- 9.1 熱の移動 ………………………… 84
- 9.2 体温調節のしくみ ……………… 85
- 9.3 運動時の体温調節 ……………… 86
- 9.4 運動と熱中症 …………………… 89

## 10章 運動と栄養 …………………………… 92

- 10.1 栄養素 …………………………… 92
- 10.2 糖　質 …………………………… 92
- 10.3 脂　質 …………………………… 93
- 10.4 タンパク質 ……………………… 95
- 10.5 微量栄養素（ビタミン，ミネラル） … 96

10.6　水　………………………………………………………　98
10.7　スポーツ選手のための食事　……………………………　99

## 11章　身体組成と肥満 ……………………………………… 105

11.1　脂肪と除脂肪　……………………………………………　105
11.2　体脂肪率の評価法　………………………………………　106
11.3　肥満の判定　………………………………………………　108
11.4　肥満のタイプ　……………………………………………　111
11.5　最低体重　…………………………………………………　112

## 12章　運動処方 ………………………………………………… 114

12.1　運動処方とは　……………………………………………　114
12.2　健康と体力　………………………………………………　115
12.3　運動の備えるべき条件　…………………………………　117
12.4　運動処方の実際　…………………………………………　120

## 13章　運動と生活習慣病 ……………………………………… 129

13.1　生活習慣病とは　…………………………………………　129
13.2　生活習慣病の特徴　………………………………………　129
13.3　運動の効果　………………………………………………　136

## 14章　老化に伴う身体機能の変化 …………………………… 142

14.1　筋機能の変化　……………………………………………　142
14.2　持久力の変化　……………………………………………　146
14.3　高齢者のトレーナビリティ　……………………………　148

参考書　………………………………………………………………　152
参考文献　……………………………………………………………　153
索　引　………………………………………………………………　158

# 1章 筋収縮とエネルギー供給系

## 1.1 筋の種類と構造

筋は，内臓や血管をかたちづくる**平滑筋**，心臓をかたちづくる**心筋**，手足などを動かすときに用いる筋をかたちづくる**骨格筋**の3種類に分類することができる（図1.1）．骨格筋は意識してその動きを制御することができるため，随意筋と呼ばれ，一方，平滑筋と心筋は，それができないため不随意筋とも呼ばれる．また，心筋や骨格筋を縦切りにして電子顕微鏡で拡大してみると，規則正しい縞模様（横紋構造）がみられるので，これらを横紋筋ともいう．内臓や血管の筋を平滑筋というのは，そのような横紋が観察されないためである．

骨格筋は直径が10〜80μmの細いひも状の細胞が束になってできており，このひも状の細胞を**筋線維**という（図1.2）．筋線維の長さはさまざまで，ほんの数mmのものから15cmを超えるもの

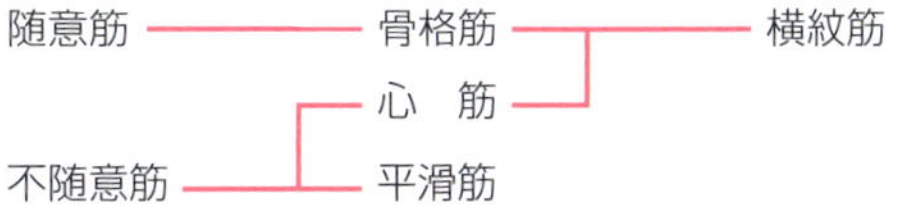

図1.1 筋の種類

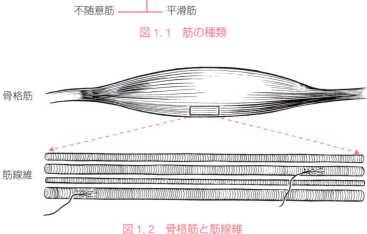

図1.2 骨格筋と筋線維
筋はひも状の細長い細胞である筋線維が，束になってできている．

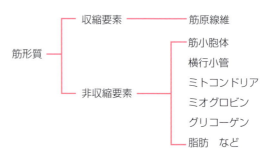

図1.3　収縮要素と非収縮要素

まである．筋線維の内部のことを筋形質という．筋形質には多くの構造物が存在するが，それらは収縮要素と非収縮要素に大別することができる（図1.3）．収縮要素とは筋収縮を直接起こす部位であり，**筋原線維**と呼ばれるフィラメントからできている（図1.4）．1本の筋線維は，数百本から数千本の筋原線維を含んでいる．一方，非収縮要素とは，収縮要素以外の構造物を指し，筋小胞体，横行小管（T管），ミトコンドリア，ミオグロビンなどである（図1.3）．

　筋原線維は，さらに細い2種類のフィラメント（**アクチンフィラメント**および**ミオシンフィラメント**）が規則正しく重なりあってできている（図1.4b）．**筋小胞体**（sarcoplasmic reticulum：SR）は，筋原線維を取り囲むように発達しており（図1.4a），カルシウムを取り込むタンクの役目を果たしている．神経からの指令（インパルス）が筋線維に伝えられると，筋小胞体は取り込んでいるカルシウムを放出する．それによって，筋線維内のカルシウムの濃度が10〜100倍に高まると，アクチンフィラメントとミオシンフィラメントがお互いに滑り込むように移動し，筋収縮が起こる（図1.4b）．

骨格筋は，筋線維が束になってできている．筋線維内にある筋原線維が，筋収縮を引き起こし力を発揮する源である．

## 1.2　エネルギー源

### a．栄養素

　生体で用いられるエネルギーは，すべて**アデノシン三リン酸**（adenosine triphosphate：ATP）から得られる．ATPは1つのアデノシンと3つの無機リン酸（inorganic phosphate：Pi）から構成されている（図1.5）．アデノシンは，Piと結合することでエネルギーを蓄えるので，**高エネルギーリン酸化合物**といわれる．3つめのPiがATPから分離し，アデノシン二リン酸（adenosine

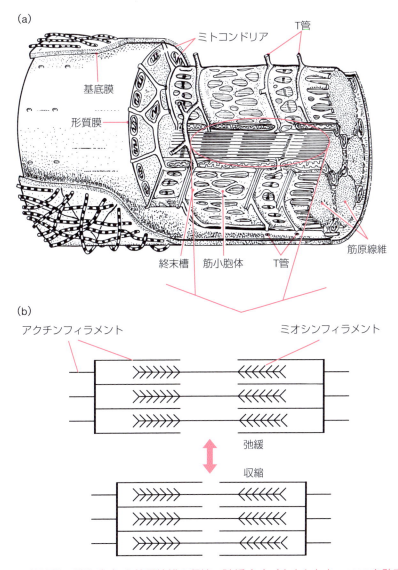

**図 1.4　筋線維の構造（a）と筋原線維の収縮・弛緩（b）（山本と丸山，1986 を改変）**
筋線維は，数百本から数千本の筋原線維を含んでいる．筋小胞体（SR）は，筋原線維を取り囲むように発達している．筋原線維は，アクチンフィラメントとミオシンフィラメントからできている．筋収縮は，この 2 種類のフィラメントが，お互いに滑り込むようにして移動することによって生ずる．

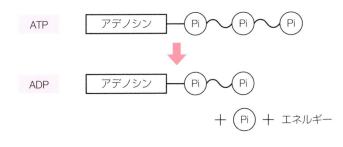

**図 1.5　アデノシン三リン酸の分解**
アデノシン三リン酸（ATP）が，アデノシン二リン酸（ADP）と無機リン酸（Pi）に分解される際に，エネルギーが放出される．〜は化学エネルギーが蓄えられた結合（高エネルギー結合）を示す．

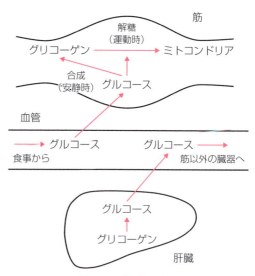

**図 1.6 糖質の代謝**
糖質は，筋と肝臓ではグリコーゲンとして，血液中ではグルコースとして存在している．

diphosphate：ADP）と Pi に分解するときにエネルギーが放出される．食物から摂取する糖質，脂質，タンパク質が，ATP 供給の源となる．

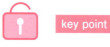 筋収縮に必要なエネルギーは，アデノシン三リン酸（ATP）から供給される．

### 1）糖 質

糖質（炭水化物ともいう）は，筋と肝臓では**グリコーゲン**として，血液中では**グルコース**として存在している．体内に蓄えられている糖質は，筋で 250～500 g，肝臓で 110 g，血液中で 15 g である．糖質 1 g から約 4 kcal のエネルギーが得られるので，からだ全体では，1,500（＝[250＋110＋15]×4）～2,500（＝[500＋110＋15]×4）kcalのエネルギーを糖質の形で蓄積していることになる．食事により摂取されたグルコースが，筋に取り込まれると，安静時ではグリコーゲンに合成され，運動時では ATP を得るために分解される（図 1.6）．筋での糖質の分解を**解糖**という．肝臓に蓄えられているグリコーゲンは，必要に応じてグルコースに分解され，血液中に放出される．このグルコースは，筋以外の臓器でエネルギー源として利用される．

### 2）脂 質

体内に存在する脂質の量は人により大きく異なるが，標準的な成人男子で 7,200 g から 9,000 g 程度であり，そのうち約 2％が筋

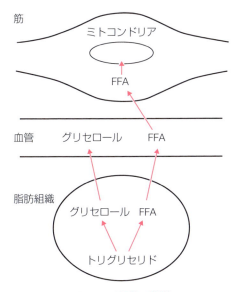

図 1.7 脂質の代謝
脂肪組織から放出された遊離脂肪酸（FFA）は，筋に取り込まれ，ミトコンドリアまで運ばれる．

の中にある．得られるエネルギーは糖質より大きく，脂質1gは約9kcalのエネルギーを供給する．したがって，からだ全体では，64,800（＝7,200×9）kcal 以上を脂質として蓄えていることになる．食物から摂取された脂質は脂肪組織では，**トリグリセリド**として蓄えられている．トリグリセリドは，**グリセロール**と**遊離脂肪酸**（free fatty acid：FFA）に分解され，血中に放出される（図1.7）．FFA は筋に取り込まれ，ミトコンドリアにおいて ATP を産生するために用いられる．

### 3）タンパク質

タンパク質からのエネルギー供給の割合は糖質や脂質と比べ小さく，強度の高い運動ではほとんど利用されず，持続的な運動を行っているときで，全体の2〜5％程度である．摂取されたタンパク質はアミノ酸に分解され，これが筋において ATP 産生のために用いられる．

 糖質と脂質が，ATP を供給するおもなエネルギー源である．

### b．運動と糖質および脂質

運動時に，エネルギー供給に対して糖質と脂質が用いられる割合

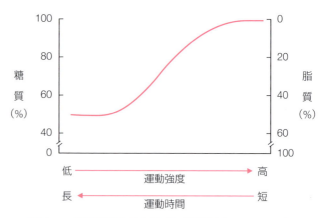

**図 1.8　運動強度とエネルギー供給源（Fox，1979）**
運動強度が高いときは，大部分のエネルギーは糖質から賄われるが，強度が低下するにつれ脂質の関与率が増す．

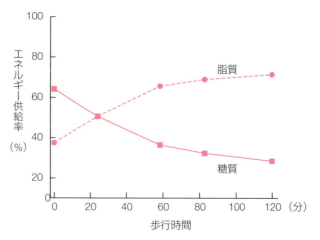

**図 1.9　歩行時間に伴うエネルギー供給源の変化（Fox，1979）**
歩行運動では，初期には糖質から多くのエネルギーが供給されるが，運動の継続とともに脂質の寄与率が増す．

は常に一定ではなく，行う運動強度によって変化する．数十秒以内で終了するような**強度がきわめて高い運動**では，脂質はほとんど用いられず，**糖質**がおもなエネルギー供給源である（図 1.8）．一方，**運動強度が低く**なるにつれ，**脂質**の役割が大きくなる．しかし，脂質だけでエネルギー供給が賄われることはなく，常に糖質の作用が関与している．

また，同一の運動強度であっても両者の利用率は変化する．歩行の例では，運動開始直後では糖質の方が多く用いられているが，運動の継続とともに，脂質の寄与率が徐々に大きくなっていく（図 1.9）．

## 1.3 ATP産生の3つのルート

筋の内部にもともとある ATP の量はごく微量であるため，それだけで運動を行ったとすると，筋は1秒以上収縮を続けることはできない．しかし，実際はもっと長時間にわたって運動を継続することが可能である．これは，分解によって生成された ADP が ATP に再合成されるためであるが，そのルートには，a. **ATP-PCr 系**，b. **解糖系**，c. **有酸素系**の3つがある．

### a．ATP-PCr 系

筋の内部には，ATP 以外の高エネルギーリン酸化合物としては，**クレアチンリン酸**（phosphocreatine：PCr）が存在する．ATP-PCr 系では，PCr が**クレアチン**（creatine：Cr）と Pi に分解するときに発生するエネルギーを用いて ATP を再合成する（図1.10）．他の2つのエネルギー供給系と比べ，単位時間当たりに供給されるエネルギー量（エネルギー供給速度）はこの系でもっとも大きいが，PCr の量に限りがあるため，この機構が最大限に動員されると，7～8秒で ATP の供給を停止してしまう（表1.1）．

### b．解糖系

筋中の**糖質**（ここではグリコーゲンおよびグルコースを指す）が，

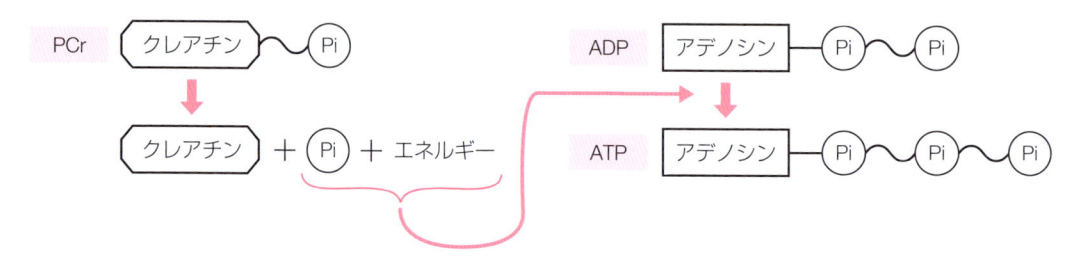

**図1.10　クレアチンリン酸による ATP の再合成**
クレアチンリン酸（PCr）が，クレアチンと Pi に分解される
時に放出されるエネルギーを用いて，ATP が再合成される．

表1.1　3つのエネルギー供給系

| | エネルギー供給速度 | エネルギー供給時間 | 特　徴 |
|---|---|---|---|
| ATP-PCr 系 | もっとも速い | 7～8秒 | 酸素を必要としない |
| 解糖系（乳酸系） | 中　間 | 32～33秒 | 酸素を必要としない 乳酸が産生される |
| 有酸素系 | もっとも遅い | ∞ | 酸素を必要とする |

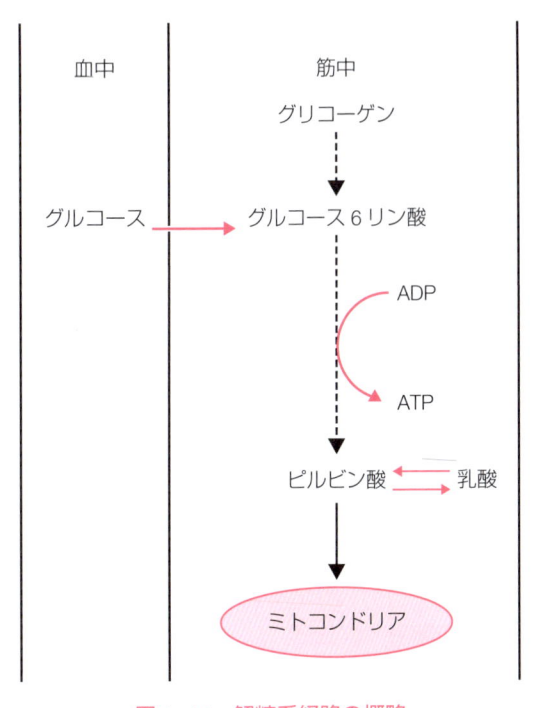

**図 1.11　解糖系経路の概略**
糖質（グリコーゲンあるいはグルコース）がピルビン酸にまで代謝される過程で，ATP が再合成される．

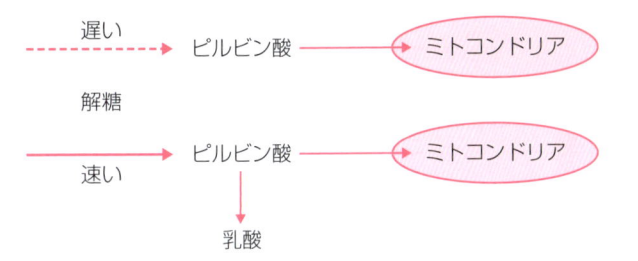

**図 1.12　解糖系による乳酸の生成**
解糖系の反応が速いと，ピルビン酸の一部は乳酸に変換される．

分解される過程（解糖）で得られるエネルギーを利用して，ATP を再合成するのがこの系である．**ATP-PCr 系**と**解糖系**では反応に酸素を必要としないので，2 つをまとめて**無酸素系**という．グルコースとグリコーゲンは，いくつものステップを経てピルビン酸にまで変換され，その過程において ATP が産生される（図 1.11）．解糖系での反応があまり速く進んでおらず，ピルビン酸の生成速度が緩やかなときは，ピルビン酸はミトコンドリアに取り込まれ，そこで最終的に水と二酸化炭素にまで分解される．ピルビン酸の生成速度が速く，ミトコンドリアによるピルビン酸の処理速度を**生成速度が上回るとき**は，ピルビン酸は**乳酸**に変換される（図 1.12）．生

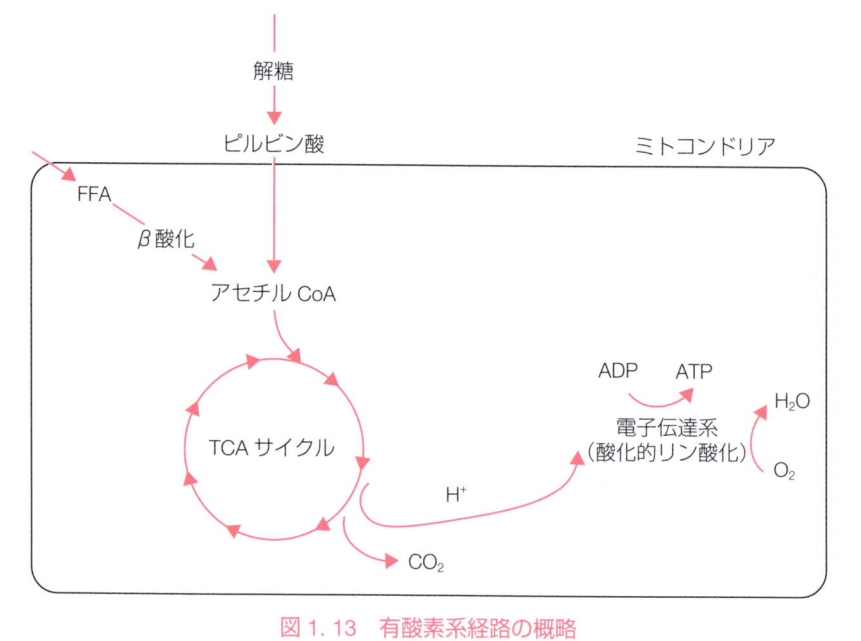

**図 1.13 有酸素系経路の概略**

電子伝達系は，TCA サイクルで発生した水素から電子を受け取って，ATP を再合成する．
この反応は，ミトコンドリアの中で酸素を用いて進行する．

成された乳酸は，大きく分けて 2 通りの経路で処理される．1 つは，
乳酸を産生した筋自身が処理する方法であり，解糖系の流れが緩や
かになったとき，乳酸はピルビン酸に再変換され，ミトコンドリア
に取り込まれる．もう 1 つは，筋から逸脱し肝臓や活動していない
他の筋で処理される経路である．

　この系からのエネルギー供給速度および供給時間は，いずれも
3 つのシステムの中では中間であり（表 1.1），供給時間は 32〜33
秒である．解糖系では乳酸がつくられることに特徴があり，この系
を**乳酸系**と呼ぶこともある．

**c．有酸素系**

　この系では細胞に存在するミトコンドリア内で，酸素を用いて
ATP を産生する．ピルビン酸あるいは遊離脂肪酸（FFA）から生
成されたアセチル CoA は，**トリカルボン酸**（tricarboxylic acid：
**TCA**）回路（サイクル）に取り込まれ，複雑な過程を経て処理さ
れる（図 1.13）．TCA 回路は，クエン酸回路（アセチル CoA は
回路の中で最初にクエン酸に変換される）やクレブス（Krebs）回
路（Krebs とはこの回路の反応の順序を最初に決定した生化学者の
名）とも呼ばれる．TCA 回路では ATP が合成されるわけではな
いが，ここでの反応で重要なことは水素ができることである．**電子
伝達系**はこの水素から電子を受け取り，いくつもの反応の末，最終

的に酸素を還元して水にし，その過程において ATP を産生する（図1.13）．電子伝達系における ATP の再合成のことを**酸化的リン酸化**という．

このシステムでのエネルギー供給速度は，3 つの系の中ではもっとも遅い．しかし，酸素が十分供給され，体内の糖質や脂質がなくならない限り，時間的にはほぼ無限にエネルギーを供給し続けることが可能である（表 1.1）．

**key point**

ATP-PCr 系および解糖系では，反応に酸素を必要としないが，有酸素系では必要である．

## 1.4　運動の継続時間とエネルギー供給システム

3 つのエネルギー供給システムは，運動場面では ATP の産生にどのようにかかわっているのであろうか．強度がきわめて高く短時間で終了するような運動では，もっともエネルギー供給速度の速い ATP-PCr 系から大部分のエネルギーが供給される．しかし，この系の時間的制約から，運動時間が長く（運動強度が低く）なると有酸素系の関与が徐々に高くなる（図 1.14）．解糖系はエネルギー供給速度，供給時間とも ATP-PCr 系と有酸素系の中間であるため，運動時間が極端に長くても，逆に短くても寄与率は低い．

実際のスポーツ種目との関係では，短距離走のように運動が **30秒以内**で終了するものでは，エネルギーは主として **ATP-PCr 系**から得られ，逆にマラソンやトライアスロンのような**長時間運動**では**有酸素系**のエネルギー供給系が主役となる．**解糖系**は運動時間が **30 秒〜3 分**のとき，比較的大きな役割を果たす．表 1.2 に運動継

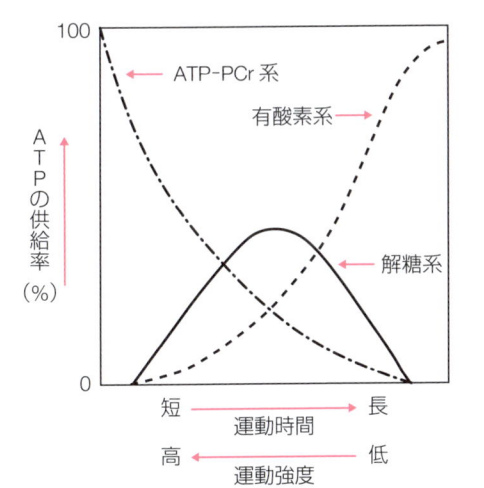

**図 1.14　運動時間とエネルギー供給系の関係（Fox, 1979）**
運動強度が高く運動の継続時間が短い時は，ATP は主として ATP-PCr 系から供給される．運動時間が長くなるにつれ，有酸素系の関与が大きくなる．

## 表 1.2 エネルギー供給系とスポーツ種目との関係

| 運動時間 | 主たるエネルギー供給系 | スポーツ種目の例 |
|---|---|---|
| 30秒以内 | ATP-PCr 系 | 砲丸投げ, 100〜200m走, 盗塁, ゴルフやテニスのスイング, 50m 競泳, フットボールのランニングプレイ, サッカーのゴールキーパー |
| 30秒〜1分30秒 | ATP-PCr 系と解糖系 | 400m走, 500〜1,000m スピードスケート, 100m 競泳 |
| 1分30秒〜3分 | 解糖系と有酸素系 | 800m走, 200m 競泳, 体操種目, ボクシング, レスリング |
| 3分以上 | 有酸素系 | 球技系種目, マラソン, 1,500〜10,000m走, 400〜1,500m競泳, クロスカントリースキー, 自転車ロードレース, トライアスロン |

続時間・強度からみたスポーツ種目とエネルギー供給機構との関係を示した.

◆ 要 約 ◆

1. 筋には, 平滑筋, 心筋, 骨格筋の3種類がある. 骨格筋はひも状の細長い細胞である筋線維が束になってできている. 筋線維内にある筋原線維が, 筋収縮を起こす直接の源である.

2. アデノシン三リン酸 (ATP) が, アデノシン二リン酸 (ADP) と無機リン酸 (Pi) に分解される時に発生するエネルギーが, 筋収縮に用いられる. ATP は主として, 糖質 (炭水化物) と脂質から供給される.

3. 強度の高い運動では糖質が主たるエネルギー供給源である. 運動の強度が低くなるにつれ, 脂質の関与が高まる. また, 一定強度の運動を行う場合, 運動の継続とともに脂質の重要性が徐々に高まる.

4. ATP を再合成する系には, (1) ATP-PCr 系, (2) 解糖系, (3) 有酸素系の3つがある. ATP の供給速度は, ATP-PCr 系＞解糖系＞有酸素系の順で高く, 一方, 供給時間は, 有酸素系＞解糖系＞ATP-PCr 系の順で長い. 有酸素系では反応に酸素を必要とするのに対して, ATP-PCr 系と解糖系では必要としない.

5. 継続時間が約30秒以内の高強度運動では ATP-PCr 系が, それに対して, 数分以上継続する強度の低い運動では, 有酸素系が主たる ATP 供給源である. 運動が30秒〜3分で終了する場合は, ATP-PCr 系, 有酸素系に加え, 解糖系も ATP 供給に大きく寄与する.

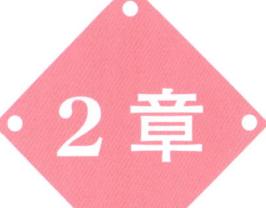

# 2章 筋線維の種類とその特徴

## 2.1 筋線維の種類

　筋を取り出しスライス状に薄く切り，特殊な染色を施すと，筋線維にはタイプの異なる数種類のものが存在することがわかる（図2.1）．哺乳類の骨格筋における筋線維は，収縮速度が速い**速筋**（fast-twitch：**FT**）**線維**と収縮速度が遅い**遅筋**（slow-twitch：**ST**）**線維**とに大別され，FT 線維は ST 線維の2〜3倍の速度で収縮することが可能である．FT 線維はさらに2種類に細分され，それらは **FTa 線維**，**FTb 線維**と呼ばれる（以後，単に FT 線維といった場合は，FTa 線維と FTb 線維をまとめたものを指す）．ST 線維は **type Ⅰ 線維**と，また FT 線維は **type Ⅱ 線維**と呼ばれることもある（表2.1）．

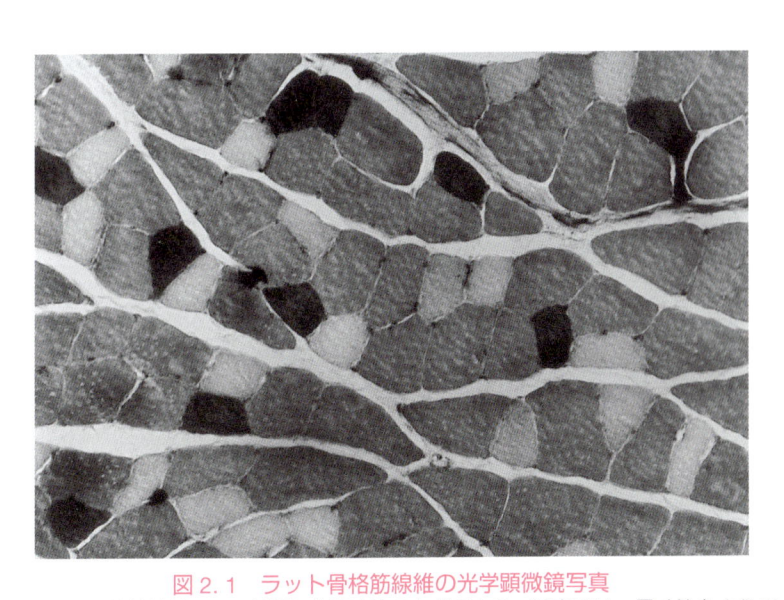

**図2.1　ラット骨格筋線維の光学顕微鏡写真**
哺乳類の骨格筋線維は，3種類に分類することができる．写真では，黒く染色されているものが ST 線維，白く抜けているものが FTa 線維，中間色に染色されているものが FTb 線維である．

表2.1 筋線維の分類と特性

| | 筋線維 | | | | |
|---|---|---|---|---|---|
| | ST<br>type I | | FTa<br>type II a | | FTb<br>type II b |
| 収縮速度 | 遅い | ≪ | 速い | ＝ | 速い |
| 酸化能力 | 高い | ≫ | 中間 | ＞ | 低い |
| 解糖能力 | 低い | ≪ | 高い | ＝ | 高い |
| 疲労耐性 | 高い | ≫ | 中間 | ＞ | 低い |

≫は大きな差異があることを，＞は差異があることを，＝は
ほとんど差異がないことを示す．

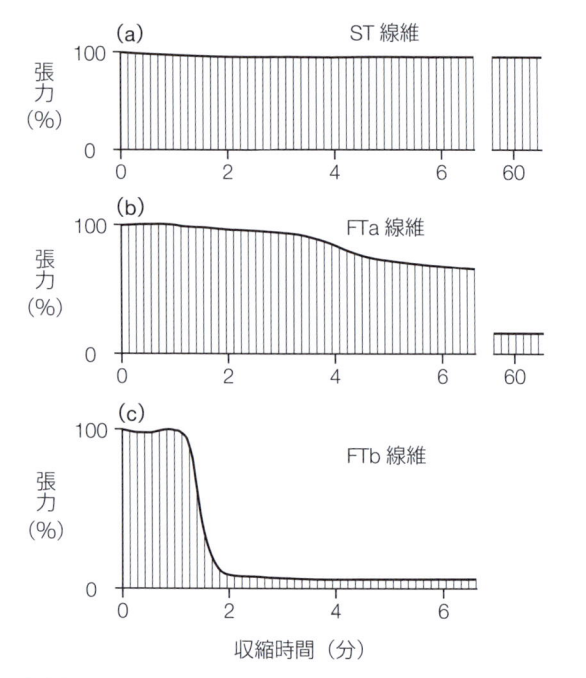

図2.2 連続収縮における張力の変化（Saltin と Gollnick, 1983 を改変）
連続して線維を収縮させても，ST 線維では1時間以上たってもほとんど張力は低下
しない（a）．それに対してFTb 線維では，数分で著しく張力は低下する（c）．FTa
線維は，ST 線維とFTb 線維の中間の性質を持っている（b）．


　FT 線維とST 線維を比較すると，FT 線維では解糖によって
ATP を産生する能力（**解糖能力**）が優れることに，一方，ST 線維
では酸化的リン酸化によってATP を産生する能力（**酸化能力**）が
優れることに特徴がある（表2.1）．また，ST 線維は疲労に対し
て高い耐性を持っており，1時間以上連続的に収縮しても発揮する
張力はほとんど低下しない（図2.2a）．これに対して，FTb 線維
は疲労しやすく，数分間収縮を続けると張力は著しく低下する（図

2. 2c）．一方，FTa 線維は，疲労耐性，酸化能力ともに ST 線維と FTb 線維の中間の特性を持っている（図 2. 2b）．

 **key point**　筋線維には，収縮速度の遅い遅筋（ST）線維と収縮速度が速い速筋（FT）線維とがある．FT 線維は，さらに FTa 線維と FTb 線維とに細分される．

## 2. 2　筋線維組成

　筋に含まれる各種類の筋線維タイプの分布比率を，**筋線維組成**という．たとえば，100 本の筋線維で構成されている筋があるとする．そのうち，40 本が ST 線維であったとすると，「この筋の筋線維組成は 40 ％ ST 線維である（あるいは 60 ％ FT 線維）」と表されることになる．筋線維組成は同一の個体内であっても筋によって異なるし，また同一の筋であっても個人差が大きい場合がある．図 2. 3 は，走ったりボールを蹴ったりするときに働く，下肢の外側広筋（膝のうえ，やや外側の筋）における筋線維組成のヒストグラムである．目立った男女差はなく，多くのヒトでは筋に含まれる ST 線維と FT 線維の割合はほぼ 50：50 である．しかし，少数ではあるがどちらか一方に極端に片寄った組成を持つ者もいることがわかる．

　直径が数 mm の特殊なニードルを用い，生きているヒトから筋を少量採取することができる．ニードルバイオプシー法と呼ばれるこの手法を用い，一般の人に加え一流競技スポーツ選手の筋線維組

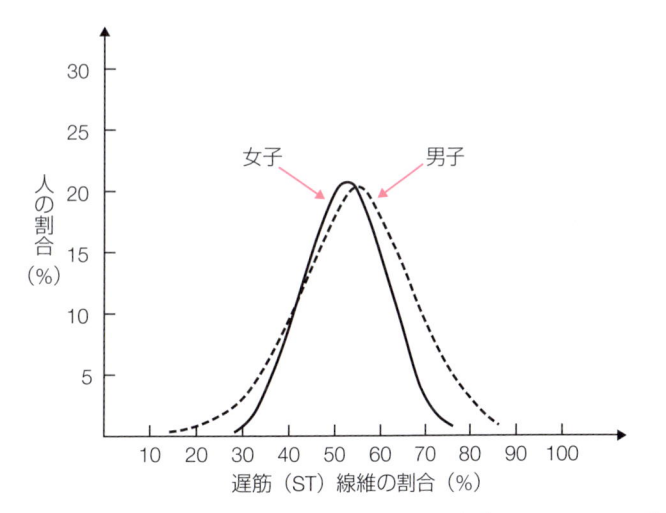

**図 2. 3　ヒト外側広筋における筋線維組成の分布（Saltin ら，1977）**
大部分の者では遅筋線維と速筋線維の割合はほぼ 50：50 であるが，どちらか一方に極端に片寄った組成を持つ者もいる．

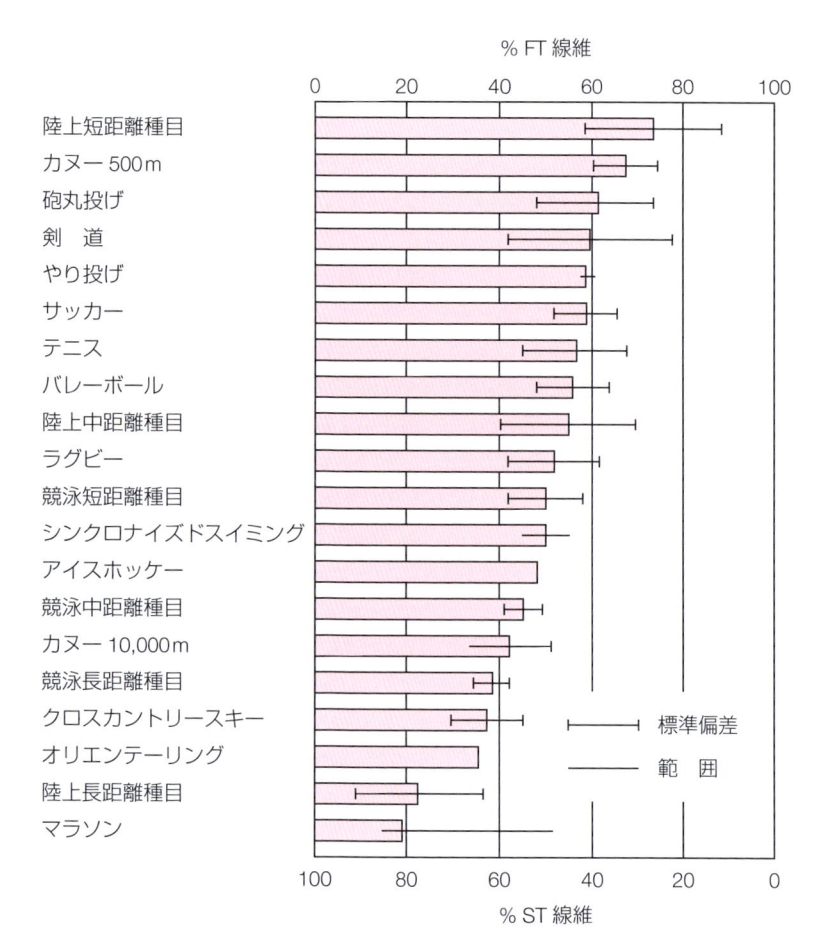

**図 2.4　一流の競技スポーツ選手の筋線維組成**
大部分の一流スポーツ選手の筋では，各々のスポーツ種目の競技特性に応じた筋線維組成が認められる．

成が明らかにされてきた（図 2.4）．陸上競技の短距離走のように，**きわめて速い動き**が要求される種目の選手の筋では，収縮速度の速い **FT 線維が多く**含まれている．逆に，優れた**持久力が必要**な陸上競技の長距離走やマラソンの選手では，疲労しにくい **ST 線維の割合が高く**，中には 90 ％を超える者もいる．球技種目の選手をみると，ST 線維と FT 線維の割合はほぼ 50：50 である．これは，多くの球技選手では瞬発力と持久力の両方の能力を発揮しなければならないことや，陸上競技などと比較すると技術的な要因の関与が大きく，特殊な機能を持った筋の必要性が少ないためであろう．

　同一種目の選手間に目を向けると筋線維組成の幅は広く，たとえばマラソン選手であっても 50 ％FT 線維の者もいる．これらの事実は，競技スポーツにおいて優れた成績を収めるためには，各々の種目特性に応じた筋線維組成を持つことが重要ではあるが，それが

すべてではないことを意味する.

key point

多くのヒトでは，筋に含まれる FT 線維と ST 線維の割合は，ほぼ 50：50 であるが，中にはどちらか一方に極端に片寄った組成を持つ者もいる.

## 2.3　筋線維組成と遺伝

　一流の競技スポーツ選手にみられる特徴的な筋線維組成は，トレーニングによって獲得されたものであろうか．もし，トレーニングなどにより FT 線維と ST 線維間でタイプの変換（移行）が起こるようなことがあれば，適切なトレーニングを行うことによって，望むべき筋線維組成を獲得することが可能となる.

　双子には，一卵性双生児と二卵性双生児の 2 種類がある．一卵性双生児は，顔形がそっくりなことからもわかるように，双生児のペア間の遺伝的要素はほぼ等しい．それに対して，二卵性双生児の場合は，同時に生まれてきたというだけで，本質的には兄弟姉妹と同じであり，ペア間の遺伝的要素はかなり異なっている．図 2.5 は，一卵性双生児と二卵性双生児の各々のペア間の筋線維組成を比較した結果を示している．二卵性双生児と比べ一卵性双生児の方が，明らかにペア間の筋線維組成は似通っている．また，1973 年から 1993 年までの 20 年間にわたり，持久性トレーニングを継続して行った陸上競技長距離選手の ST 線維の割合が，その 20 年の間に変化しなかったことも明らかになっている（図 2.6）．これらのことから，筋に含まれる ST 線維と FT 線維の割合は，**遺伝的要因**

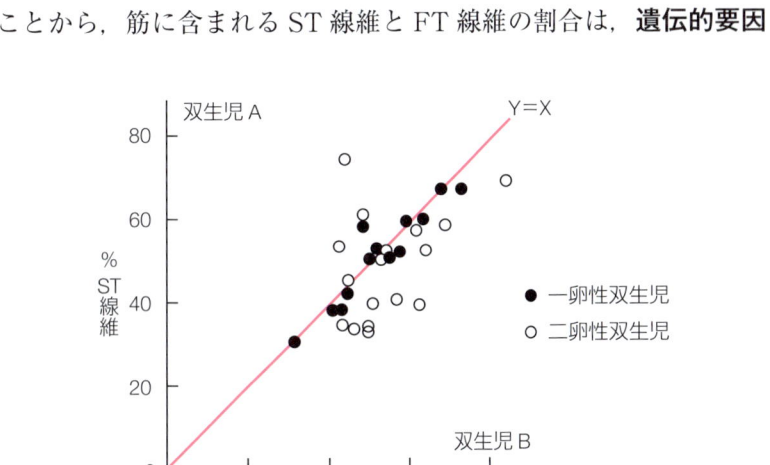

図 2.5　一卵性双生児と二卵性双生児のペア間の筋線維組成（Komi と Karlsson，1979）
二卵性双生児と比べ一卵性双生児の方が，ペア間の筋線維組成は似通っている.

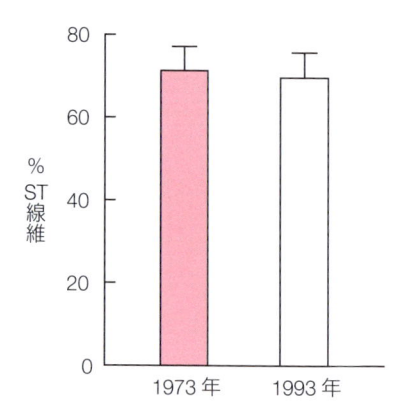

図2.6　20年間持久性トレーニングを継続した陸上競技者の筋線維組成（Trappe ら，1995）

11人の競技者が20年間（1973年から1993年まで）トレーニングを継続して行ったが，下肢の腓腹筋のST線維の割合は変化しなかった.

によって強く決定され，後天的には変化しにくい性質のものであるといえる．したがって，一流競技スポーツ選手にみられる特徴的な筋線維組成は，持って生まれたもの，すなわち素質に属するものである.

 **key point**　筋に含まれるST線維とFT線維の割合は，遺伝的に決定されており，通常は大きく変化することはない.

## 2.4　トレーニングによる筋線維組成の変化

　筋に含まれるST線維とFT線維の割合は後天的には変化しないが，筋線維組成がまったく変わらないわけではない．図2.7は，8週間持久性トレーニングを行ったヒトの筋線維組成の変化を示したものである．ST線維とFT線維の割合は変化しないが，FT線維のサブグループ内ではその比率が変わり，**FTa線維が増加**し，**FTb線維が減少**した．これはトレーニングを行うことによって，もともとFTb線維であったものがFTa線維へと**タイプ移行**したためである（図2.8）．このようなFTb線維からFTa線維への移行は持久性トレーニングに限らず，ウェイトトレーニングやスプリントトレーニングによっても起こる．通常，ヒトの骨格筋ではFT線維のうち，1/3〜1/2程度がFTb線維で占められているが，激しいトレーニングを長期にわたって行ってきた競技者の筋では，FT線維内でのタイプ移行の結果，FTb線維はほとんどみられないか，あったとしてもごくわずかである．トレーニングによってFTb線維から移行したFTa線維は，その後FTa線維であり続けるかというとそうではなく，トレーニングを中止するとFTb線維へと戻ってしまう（図2.8）.

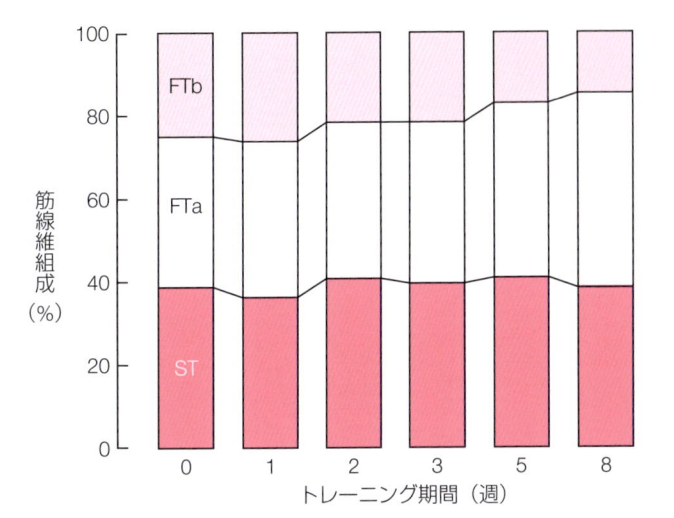

**図2.7 持久性トレーニングによる筋線維組成の変化（Andersen と Henriksson, 1977 を改変）**
トレーニングの結果，FTb 線維が減少し FTa 線維が増加した．これは FTb 線維から FTa 線維へのタイプ移行が起こったためである．

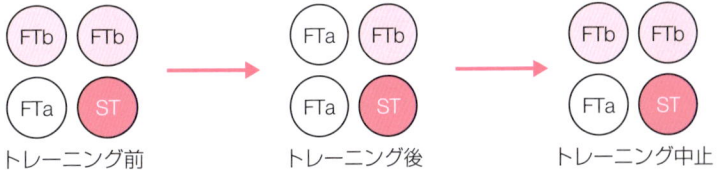

**図2.8 トレーニングによる筋線維のタイプ移行**
トレーニングを行うと，FTb 線維のいくつかに，FTa 線維へのタイプ移行が起きる．しかし，トレーニングを中止すると，再び FTb 線維へ戻ってしまう．

**key point** トレーニングによって，FTb 線維から FTa 線維へのタイプ移行が起こる．

## 2.5 筋線維組成の推定

　前述のように，筋に含まれる ST 線維の割合と FT 線維の割合は先天的なものであり，スポーツ種目によってはその割合が競技成績に大きく影響する．したがって，年齢的に早い段階で筋線維組成をつかんでおけば，個人のスポーツ適性を判断するよい材料になる．ニードルバイオプシー法は，大がかりな切開は必要とはしないが外科的手術を伴い，誰でもが手軽に行えるものではない．
　特別な機器を必要とせず，簡単な運動能力テストから，外側広筋

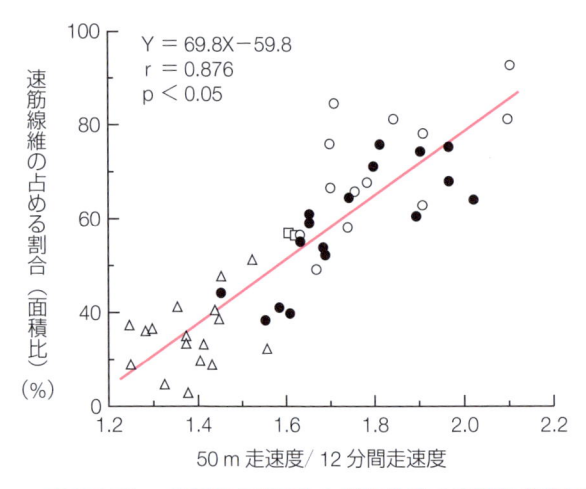

**図 2.9　50 m 走および 12 分間走の速度比と筋線維組成の関係（勝田ら，1989）**
○：スプリンター，△：長距離ランナー，□：球技選手，●：非運動選手.

の筋線維組成を推定することができる．その方法の 1 つでは，50 m
走と 12 分間走（12 分間にできるだけ長い距離を走るテスト）を用
いる．たとえばその結果が，50 m 走；8.0 秒，12 分間走；2,800 m
であったとしよう．この 2 つの結果を秒速で表すと，50 m 走が
6.25 m/ 秒（＝ 50m ÷ 8.0 秒），12 分間走が 3.89 m/ 秒（＝ 2,800 m ÷
720 秒）になる．次に，50 m 走の速度を分子に，12 分間走の速度
を分母にして，速度比を算出する（6.25 ÷ 3.89 ＝ 1.61）．この比を図
2.9 に示される式に代入すると，52.6（＝ 69.8 × 1.61 － 59.8）という
値が得られる．これがあなたの外側広筋に含まれる FT 線維の割合
（%）である．

## ◆　要　約　◆

1.　筋線維は，収縮速度は速いが疲労しやすい速筋（FT）線維と，
収縮速度は遅いが疲労しにくい遅筋（ST）線維に大別するこ
とができる．FT 線維は解糖能力に優れ，ST 線維は酸化能力
に優れることに特徴がある．FT 線維は，さらに FTa 線維と
FTb 線維の 2 種類に細分され，FTb 線維と比べると多くの点
において，FTa 線維の方がやや ST 線維に近い特性を示す．
2.　下肢の外側広筋では，大部分の人では FT 線維と ST 線維の占
める割合はほぼ 50：50 であるが，少数ではあるが，どちらか
一方のタイプの筋線維を多く含んだ筋を持った者もいる．
3.　陸上競技などに代表されるような，技術面より体力面の方が競
技成績に大きく影響する種目では，その種目の競技特性に応じ
た筋線維組成を持つことが重要な要素となる．しかしながら，

ST 線維と FT 線維の比率は先天的に決定されており，トレーニングなどによって変化することはない．したがって，一流競技スポーツ選手にみられる特徴的な筋線維組成は，持って生まれたもの，すなわち素質に属するものである．

4. トレーニングを行うと，FTb 線維から FTa 線維へのタイプ移行が起こる．しかし，トレーニングを中止すると，再び FTb 線維へと戻ってしまう．

5. 50m 走と 12 分間走の速度比から，以下の式を用い外側広筋に含まれる FT 線維の割合を推定することができる．

$$Y = 69.8X - 59.8$$

X：50m 走の速度/12 分間走の速度

Y：含まれる FT 線維の割合（%）

# 3章 神経系の役割

## 3.1 神経細胞の構造と種類

　神経の最小の単位である神経細胞は**ニューロン**とも呼ばれ，細胞体とそれから出る多くの突起から構成されている（図3.1）．この突起を**樹状突起**といい，その中でもっとも長いものを軸索あるいは**神経線維**という．神経線維の長さはさまざまで，ほんの数十 $\mu$ m から1m以上に及ぶものまである．神経線維の末端は他の細胞に接合しており，その接合部は**シナプス**と呼ばれる．神経細胞の役割は，指令を受け取り，それを他の細胞に伝えることである．細胞体が興

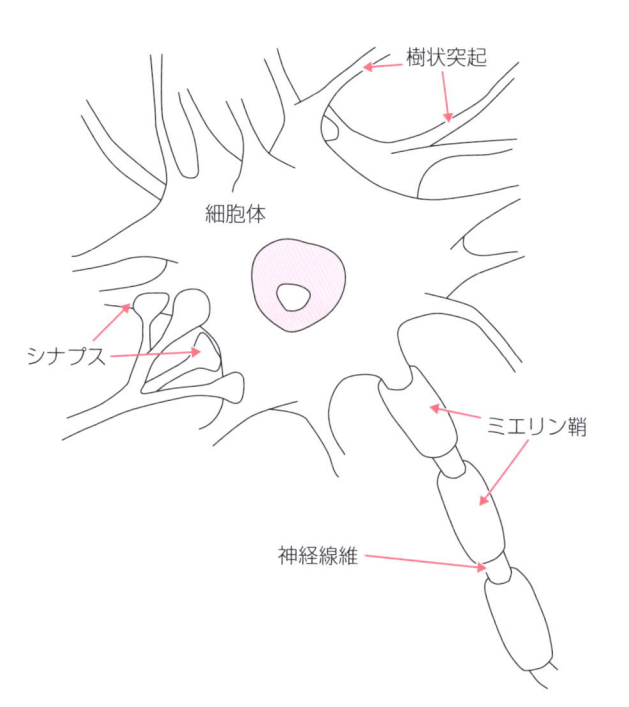

**図3.1　ニューロン**
ニューロンは，細胞体と樹状突起からできている．樹状突起の中でもっとも長いものを神経線維という．

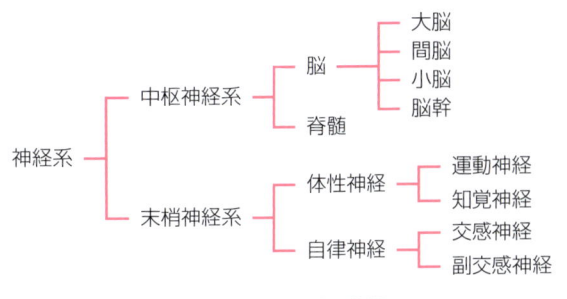

図3.2　神経系の分類

奮すると，電気的な信号（インパルス）が神経線維を走り，他の細胞にそれが伝わる．神経線維には，**ミエリン鞘**と呼ばれる白い筒状のさやで囲まれているものと，そうでないものの2種類がある．ミエリン鞘で囲まれた神経線維は，インパルスを高速で伝え，その速度は時には秒速100mを超えることがある．

　神経は大きく2種類に分類でき，脳と脊髄を**中枢神経**，それ以外のものを**末梢神経**という（図3.2）．ニューロンとニューロンとをつなぐものは，介在ニューロンと呼ばれ，脳は100億個以上の介在ニューロンが，ネットワークをつくってできている．末梢神経には，体性神経と自律神経とがある（図3.2）．

 **key point**　神経系は多数のニューロンが集まってできており，中枢神経と末梢神経とに大別することができる．

## 3.2　中枢神経系の構造と役割

### a．脳
### 1）大　脳
　脳は，**大脳**，**間脳**，**小脳**，**脳幹**の4つの部位から成り立っており（図3.2），大脳が一番外側にあり，それ以外は大脳に包まれるように位置している（図3.3b）．大脳を上からみると中心部に，縦方向に溝が走っており，これにより大脳は左右2つに区切られている（図3.3a）．大脳の表面は大脳皮質と呼ばれ，ここに大脳を形づくる神経の細胞体が存在する．

　大脳皮質は部位によって，役割が分担されており，各々領野別に番号がつけられている．このうち**第4野**（**運動野**とも呼ばれる），**第6野**および**第8野**（第6野と第8野をまとめて**運動前野**という）が，骨格筋の運動を司る重要な部位である（図3.4）．第4野にあるニューロンの細胞体は，他と比べサイズが大きく，ベッツ細胞と

3章　神経系の役割　　23

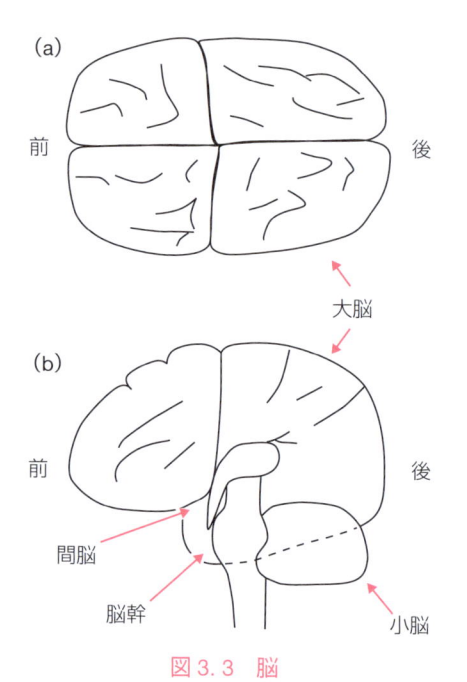

**図3.3　脳**
aは脳を上から，bは横からみた図．大脳がもっとも外側にあり，間脳，脳幹および小脳は，大脳に包まれるように位置している．

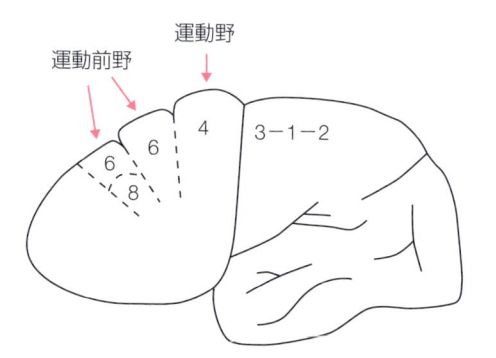

**図3.4　大脳皮質における運動野と運動前野**
大脳は，部位により役割が分担されており，第4野，第6野および第8野が骨格筋の運動に深く関係する部位である．

呼ばれる．

### 2）間　脳

　間脳の主要な部分は，**視床**と**視床下部**である．全身から送られてくる知覚的情報（たとえば，皮膚感覚など）は視床に集められ，大脳皮質の適切な部位に送られる．運動がスムーズに行われるためには，フィードバックされてくる知覚情報に応じて筋の収縮は絶えず調整される必要がある．したがって，筋運動の制御に対しても，視床は重要な役割を担っている．視床下部は，視床のすぐ下に位置し，

体内の環境を一定に保つよう作用する．内臓の働きを調節する自律神経系の最高中枢部位であり，心拍，体温，水分代謝，睡眠・覚醒サイクルなどが，ここで制御されている．

### 3）小　脳

　小脳は脳幹の後部にあり（図3.3），脳の多くの部位とつながっている．小脳の役割は，**運動が円滑に行われるよう調節すること**であり，小脳の機能が損なわれると，手がふるえたり，まっすぐ歩けなくなったりする．

### 4）脳　幹

　脳幹は，**中脳**，**橋**および**延髄**から構成されており，脊髄と脳とをつないでいる．これらは，**心臓・血管系や呼吸器系の働き**などを調節し，生命の維持に欠かすことができない．また，それ以外にも骨格筋に一定の収縮をさせ，姿勢を正常に保つようにも作用する．

 **key point**　脳は，大脳，小脳，間脳および脳幹からできている．これらの多くの部位が骨格筋の運動に関与している．

### b．脊　髄

　脊髄は，延髄と末梢神経とを連絡しており，背骨の中を下降している（図3.5）．脊髄には，灰色にみえる部位と白くみえる部位があり，前者を灰白質，後者を白質という（図3.6）．白質が白くみ

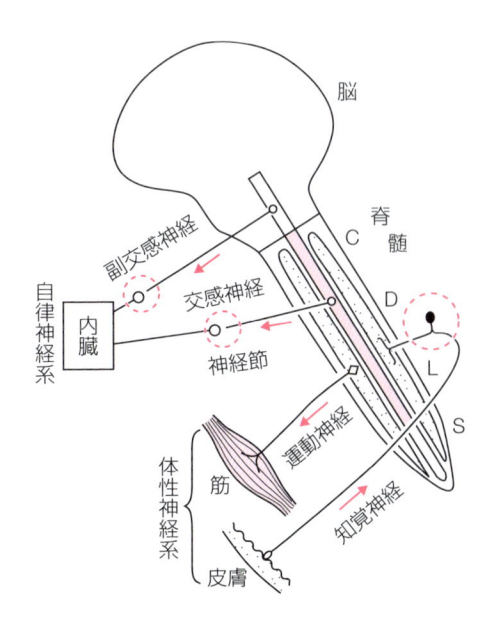

**図3.5　末梢神経系（朝比奈と中川，1979）**
末梢神経には，自律神経と体性神経の2種類がある．
C：頚神経，D：胸神経，L：腰神経，S：仙骨神経．

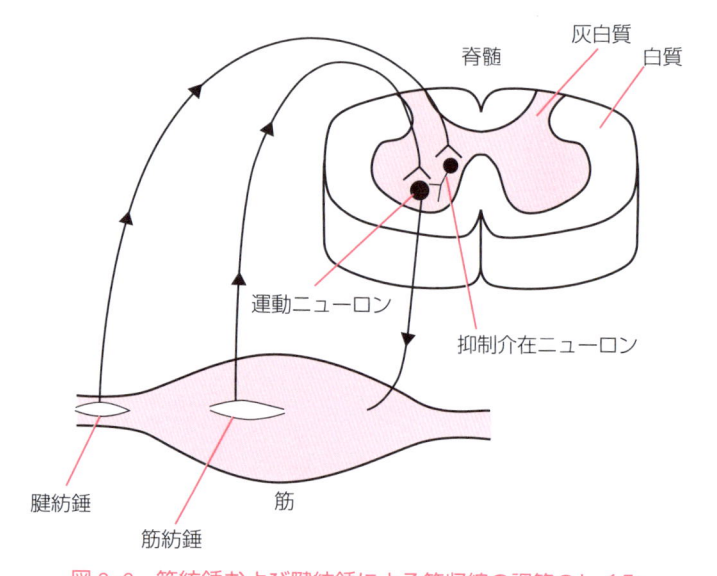

**図 3.6　筋紡錘および腱紡錘による筋収縮の調節のしくみ**
筋紡錘と腱紡錘は筋の収縮状態を感知するセンサーであり，必要に応じてインパルス
を運動ニューロンに送り，筋の収縮を強めたり弱めたりする．

えるのは，大部分がミエリン鞘を持つ神経線維でできているからで
ある（ミエリン鞘は白い色をしている）．それに対して，灰白質は
神経細胞体とミエリン鞘のない神経線維からできている．

## 3.3　末梢神経の構造と役割

### a．自律神経

　意識的に行われる動作を**随意運動**，それに対して無意識のうちに
行われる運動を**不随意運動**あるいは**反射運動**という．心筋，平滑筋
の活動，呼吸，あるいは血圧の調節などは反射運動であり，自律神
経により活動が制御されている．脳幹あるいは脊髄に細胞体が存在
する自律神経には，**交感神経**と**副交感神経**の2種類があり，自律神
経によって調節を受ける器官は，この両方によって支配されている
（図3.5）．両者は反対に作用し，たとえば心筋では，交感神経の
働きが高まると鼓動数が増し，副交感神経の働きが高まると減少す
る．このように両者の働きは逆であるが協調的にも作用し，いずれ
か一方の神経の働きが高まると，それに応じてもう一方の働きは弱
まる．このような両者の作用を拮抗作用という．

### b．体性神経

　体性神経は主として随意運動を制御しており，骨格筋へつながる
神経もこれに属する（図3.5）．骨格筋を支配している神経は，**運**

**動神経**あるいは**運動ニューロン**と呼ばれ，その細胞体は脊髄の灰白質の前部（ここを脊髄前角という）にある（図3.6）．運動ニューロンの神経線維は，ここから出て各々が支配する筋に達する．運動ニューロンのように，中枢側から末梢側へインパルスを伝達するものを**遠心性神経**という．これに対して，皮膚の感覚や筋の緊張の程度の情報などを伝える知覚神経などでは，末梢側から中枢側へインパルスが送られ，これらは**求心性神経**と呼ばれる（図3.5）．求心性神経の神経線維は，脊髄の背部から脊髄に入る．知覚神経も体性神経の1つである（図3.2）．

**key point**　筋を直接支配する神経は脊髄の前角にあり，運動ニューロンと呼ばれる．

## 3.4　運動の調節のしくみ

### a．錐体路系と錐体外路系

　随意的な筋収縮を起こすインパルスは，大脳皮質の第4野にあるベッツ細胞から発せられ，脳幹にある錐体を通り脊髄を下降し運動ニューロンに達する（図3.7）．この経路を**錐体路系**という．随意運動は，反射運動によって調節されて，初めて円滑な動きになる．錐体を経由しないことから**錐体外路系**と呼ばれるもう1つの経路が，この反射運動の調節を行っている．錐体外路系の起点は，1つではなく，大脳皮質の第6野と第8野，中脳および小脳にある．これらは必要に応じて運動ニューロンにインパルスを送り，筋の収縮を強めたり弱めたりする．

### b．脊髄レベルでの調節

　筋や腱の中には，収縮の状態を感知するセンサーの役割をする神経があり，これらからの線維は背部から脊髄に入り，灰白質にあるニューロンとつながっている．筋の中にあるセンサーは**筋紡錘**と呼ばれ，筋の収縮力が不足していることを察知するとインパルスを送る（図3.6）．筋紡錘の神経線維は運動ニューロンとシナプスを形成しており，筋紡錘からの刺激に応じて，運動ニューロンは筋にインパルスを送る．したがって，筋はより強く収縮するようになる．

　腱の中にあるセンサーは**腱紡錘**と呼ばれる．腱紡錘からのインパルスは，直接運動ニューロンには届かず，抑制介在ニューロンを経由する（図3.6）．抑制介在ニューロンは，その名の通りニューロンの興奮を抑えるように働く．したがって，腱紡錘からのインパルスは，筋の収縮を弱めることになる．このようなしくみは，過度の

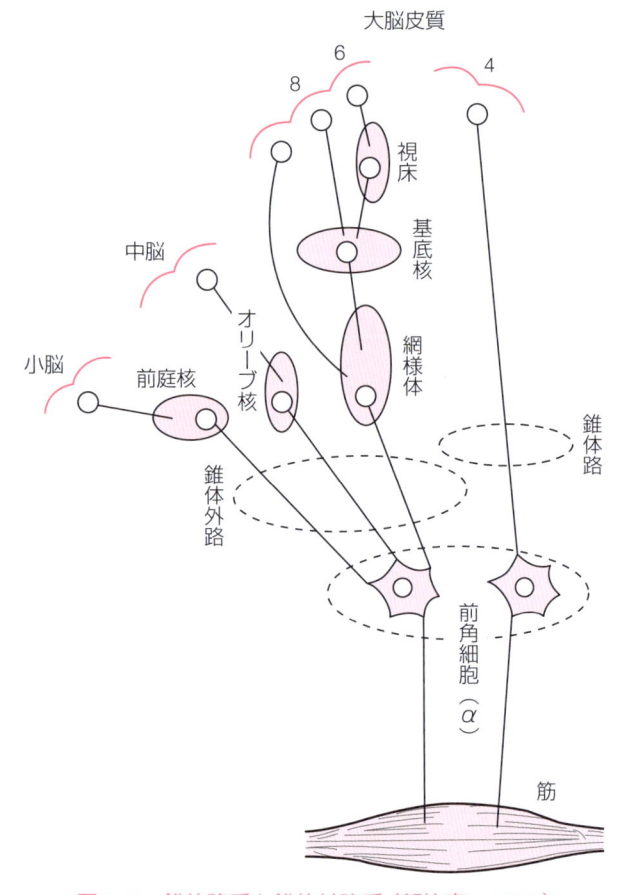

**図 3.7 錐体路系と錐体外路系（朝比奈，1981）**
錐体路系は，随意運動を受け持っている．錐体外路系は，随意運動が円滑に進むよう
筋に働きかける．

加重を未然に防ぎ，筋を障害から保護する役割を果たしている．

 **key point** 錐体路系が随意的な筋収縮を起こす神経経路であり，大脳皮質の第 4 野がその源である．随意運動は，錐体外路系，筋紡錘あるいは腱紡錘などの作用で起こる反射運動によって調節を受ける．

## 3.5 運動単位

　運動ニューロンの神経線維は，特定の筋に達するとそこで幾重にも分岐し，1 本の筋線維につながっている．したがって，ニューロン側からみると，1 つの運動ニューロンは複数の筋線維を支配しているが，筋線維側からみると，1 本の筋線維は 1 つの運動ニューロンに支配されていることになる（図 3.8）．このような構造上の特

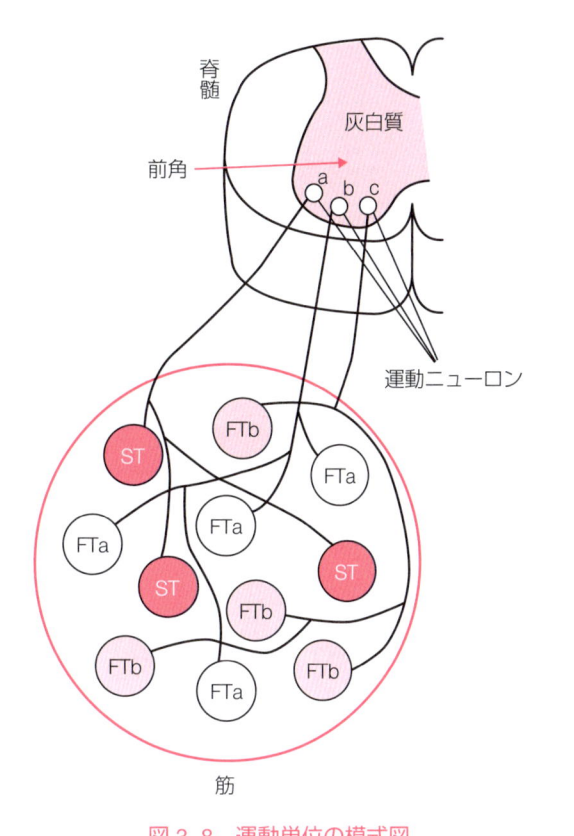

**図 3.8 運動単位の模式図**

1つの運動単位に属する筋線維のタイプはすべて同一である．図の例では，運動ニューロンaはST線維を，bはFTa線維を，cはFTb線維を支配している．

徴は，1つの運動ニューロンが興奮しインパルスを送ると，それが支配する複数の筋線維すべてが収縮するという結果を生む．

　1つの運動ニューロンとそれが支配している一群の筋線維を，まとめて**運動単位**という．1つの運動単位を構成する**筋線維のタイプはすべて同一**であり，したがって，運動単位には，ST線維を含むもの，FTa線維を含むもの，FTb線維を含むものの3つのタイプが存在することになる（図3.8 ここでは，各々ST運動単位，FTa運動単位，FTb運動単位と呼ぶことにする）．1つの運動単位に含まれる筋線維の数は，運動単位のタイプによって異なり，ST運動単位では10〜180本程度であるが，FTa運動単位あるいはFTb運動単位では300〜800本である．

　1つの筋は1つだけの運動単位でできているわけではなく，多くの運動単位によって構成されている．例として，腕を曲げるときに働く上腕二頭筋を構成する運動単位の数を計算してみよう．この筋は，およそ200,000本の筋線維を含んでいる．1つの運動単位に含まれる筋線維の数の平均を300本とすると，この筋は約667個（＝200,000÷300）からできていることになる．もう1つ忘れてはな

らない特徴は，1つの運動単位に属する筋線維群は筋の一部にかたまって存在するのではなく，筋の中に広く分布していることである．

**key point**

1つの運動ニューロンとそれが支配する一群の筋線維を運動単位という．
1つの運動単位に属する筋線維のタイプはすべて同一である．

## 3.6　運動単位と動員パターン

　運動ニューロンの細胞体は，中枢からインパルスが送られてくると，それに反応して興奮し，筋線維にインパルスを送ることはすでに述べた．しかしながら，運動ニューロンは，中枢からのインパルスが強ければ，ニューロン自身も強く興奮し，弱ければ弱く興奮するかというとそうではない．運動ニューロンに興奮を起こす中枢からのインパルスの強さは，運動ニューロン毎に決まっており，その強さ以下のインパルスには運動ニューロンはまったく反応しない．しかし，その強さを超えたインパルスが中枢から届くと，運動ニューロンは最大の強さで興奮する（図3.9）．このことを**全か無かの法則**といい，また，運動ニューロンが興奮を起こす中枢神経からのインパルスの強さの境目を興奮閾値という．
　運動ニューロンの興奮閾値は，**細胞体のサイズ**によって左右され，細胞体が小さいものほど閾値が低い（すなわち，弱い刺激でも興奮

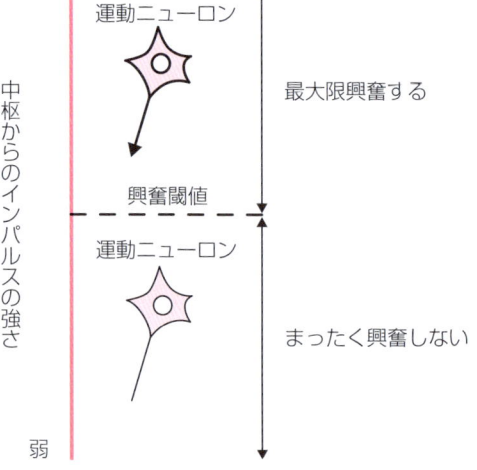

**図3.9　全か無かの法則**
運動ニューロンには，中枢からのインパルスに対して興奮を起こす閾値がある．インパルスの強さがその閾値以下の時はニューロンはまったく反応しないが，閾値を超えたインパルスに対しては，最大の興奮を起こす．

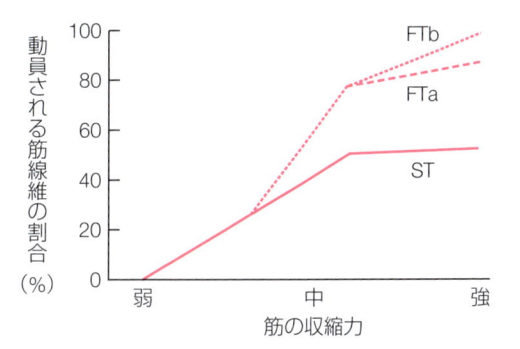

**図 3. 10　筋線維の動員パターン**（Wilmore と Costill，1999）
発揮する張力が弱いときは，ST 線維のみが収縮に動員されている．収縮力が強くなるにつれ，FTa 線維および FTb 線維も動員されるようになる．

を起こす）．細胞体の大きさはニューロンごとで異なるが，運動単位のタイプ別に一定の傾向がみられ，平均では ST 運動単位＜FTa 運動単位＜FTb 運動単位の順で大きい．全か無かの法則に従って筋線維は収縮するため，個々の筋線維は収縮力を変化させることはできない．それにもかかわらず，筋が収縮力を変化させることができるのは，興奮閾値が運動単位のタイプごとに異なるため，中枢からの刺激の強さによって，収縮に参加する（動員される）**運動単位の数に違いができるためである**．弱い収縮力しか必要でないときは，中枢からの刺激は弱く，したがって，興奮閾値が低い ST 運動単位がまず収縮に動員される（図 3. 10）．さらに強い収縮が必要になり，中枢からの刺激が強まると，ST 運動単位に加え，FTa 運動単位，FTb 運動単位も動員されるようになる．

**key point**

運動ニューロンの興奮閾値は，神経細胞体の大きさによって決まり，細胞体の小さいものほど閾値は低い．細胞体の大きさは運動単位のタイプによって異なり，ST 運動単位＜FTa 運動単位＜FTb 運動単位の順で大きい．

#### ◆　要　約　◆

1. 神経の最小の単位であるニューロンは，細胞体と樹状突起から構成されており，樹状突起の中でもっとも長いものを神経線維という．神経は中枢神経と末梢神経の 2 種類に大別できる．中枢神経は脳と脊髄を，末梢神経はそれ以外のものを指す．

2. 脳は，大脳，間脳，小脳，脳幹の 4 つの部位からできている．錐体路系が随意的な筋運動を起こす神経経路であり，大脳皮質の第 4 野がその源である．この随意運動は，第 6 野，第 8 野お

および小脳などによる調節を受け初めて円滑に進む．また，間脳および脳幹は，体内の環境を一定に保ったり，心臓・血管系の働きを調節したりする．

3. 骨格筋を直接支配しているニューロンを運動ニューロンといい，脊髄にその細胞体がある．筋紡錘および腱紡錘は，筋の収縮状態を感知するセンサーであり，必要に応じて運動ニューロンにインパルスを送り，それにより筋の収縮は強まったり弱まったりする．

4. 1つの運動ニューロンとそれが支配する一群の筋線維を運動単位という．1つの運動単位に属する筋線維のタイプは，すべて同一である．

5. 運動ニューロンは，全か無かの法則に従って興奮する．運動ニューロンが興奮を起こすインパルスの強さの閾値（興奮閾値）は，細胞体の大きさによって決まり，細胞体が小さいものほど閾値が低い．細胞体の大きさは運動単位のタイプ別に一定の傾向がみられ，平均ではST運動単位＜FTa運動単位＜FTb運動単位の順で大きい．

6. 筋が収縮するとき，その筋を構成するすべての筋線維が常に収縮に動員されているわけではなく，弱い収縮力しか必要でない場合は，ST線維のみが収縮に動員されている．収縮力が強まるにつれ，FTa線維およびFTb線維も動員されるようになる．

# 筋の収縮様式と筋力

## 4.1 筋の収縮様式

　筋の収縮様式は，**静的収縮**（static contraction）と**動的収縮**（dynamic contraction）に大別される（図4.1）．静的収縮は，収縮に際して筋の長さが変化しないことに，一方，動的収縮は筋の長さが変化することに特徴がある．静的収縮は**等尺性収縮**（isometric contraction）とも呼ばれ，固定された壁を押すような動きがその例である（図4.2a）．動的収縮には**短縮性収縮**（concentric contraction）と**伸張性収縮**（eccentric contraction）の2種類がある．前者は筋が縮みながら（図4.2b），後者は逆に筋が引き伸ばされながら力を発揮する収縮様式である（図4.2c）．また，動的収縮の特殊な例として，**等張性収縮**（isotonic contraction）と**等速性収縮**（isokinetic contraction）があげられる（図4.1）．等張性収縮とは，収縮中発揮する張力が一定である場合を指し，バーベルを持ち上げる運動などがこれにあたる．等速性収縮とは，収縮によって起こる四肢などの動きの速さが一定である場合を指し，水泳における水中での腕の動きがこれに近い．

 **key point**　筋の収縮様式は，静的収縮と動的収縮とに大別することができる．

```
                 ┌─ 静的収縮
                 │  （等尺性収縮）
                 │                        ┌─ 等張性収縮
          筋収縮 ─┤            ┌─ 短縮性収縮 ─┤
                 │            │            └─ 等速性収縮
                 └─ 動的収縮 ─┤
                              │            ┌─ 等張性収縮
                              └─ 伸張性収縮 ─┤
                                           └─ 等速性収縮
```

図4.1　筋収縮の種類

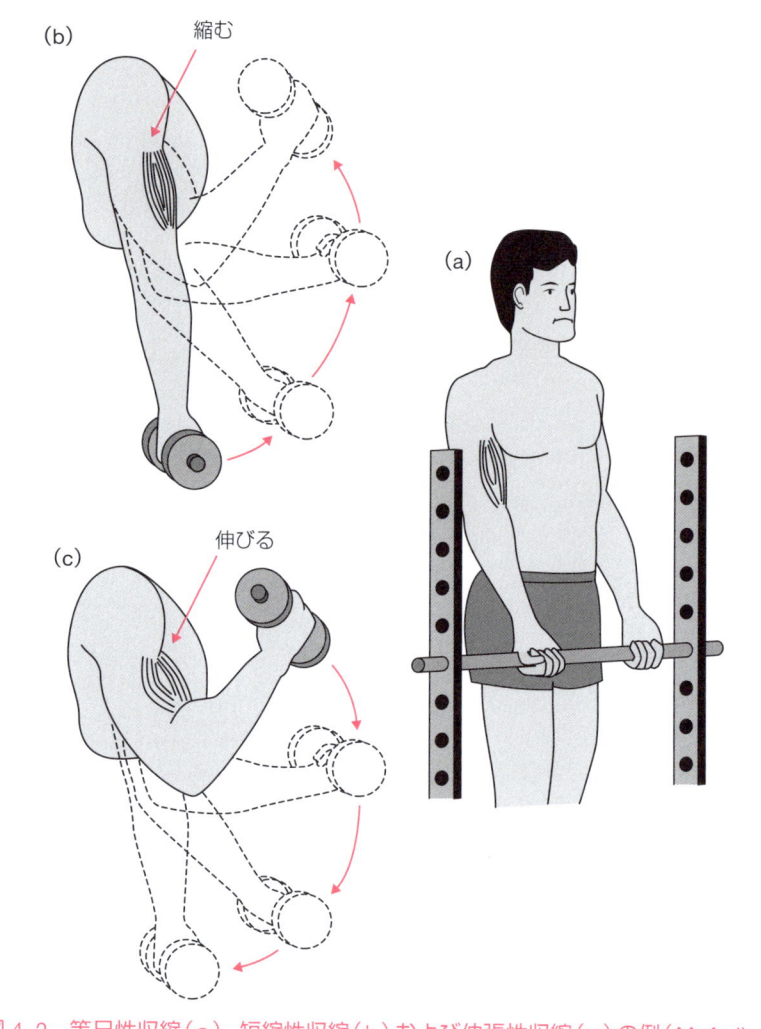

図 4.2　等尺性収縮（a），短縮性収縮（b）および伸張性収縮（c）の例（McArdle
ら，1986 を改変）
等尺性収縮では筋の長さは変化しないが，短縮性および伸張性収縮では，筋の長さは
変化する．

## 4.2　各収縮様式の特徴

### a．等尺性収縮

　等尺性収縮は，関節の角度を変化させないで筋収縮を行うため，
特別な器具がなくても行うことができること，また発揮することが
できる最大筋力は，関節の角度により異なることなどに特徴がある．
肘屈曲運動の例では，関節角度が約 100 度の時，もっとも大きい筋
力が発揮され，それより関節角度が大きくても小さくても発揮可能
な筋力は減少する（図 4.3）．等尺性収縮をトレーニングに用いる

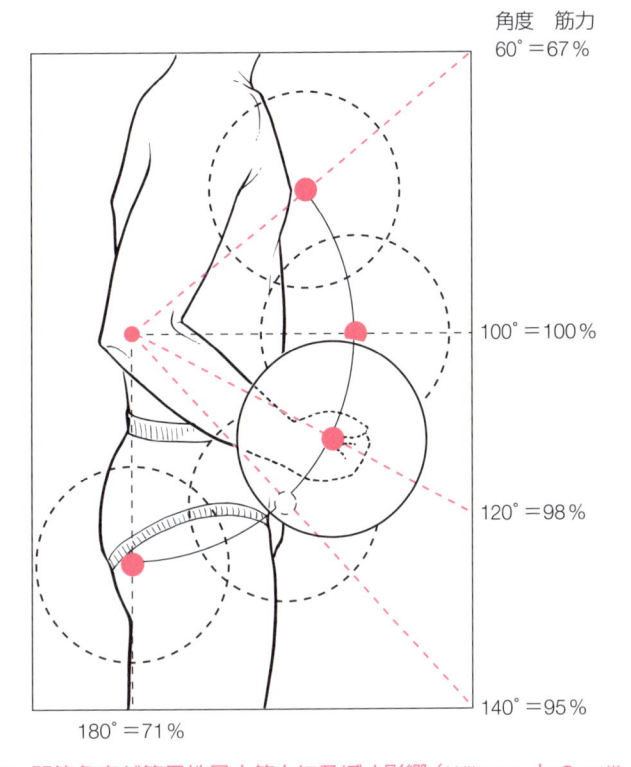

角度　筋力
60°＝67％

100°＝100％

120°＝98％

140°＝95％

180°＝71％

**図4.3　関節角度が等尺性最大筋力に及ぼす影響（WilmoreとCostill, 1999）**
肘屈曲運動の場合は，関節角度が100度の時，もっとも大きな筋力を発揮することができる．

場合，実施する関節角度付近に**特異的な効果**があることに注意しなければならない．たとえば，関節角度90度でトレーニングを行ったとすると，その関節角度付近での筋力は高まるが，90度から大きく離れた角度での筋力は著しく改善されることはない．したがって，関節の可動域全般で筋力を高めようとする場合には，さまざまな角度でトレーニングを行う必要がある．

### b．短縮性収縮および伸張性収縮

　動的収縮において発揮できる**最大張力**は，**運動の速度**と深い関係がある．短縮性収縮では，運動の速度が速くなればなるほど発揮可能な張力は小さくなるのに対して，伸張性収縮では逆に大きくなる（図4.4）．伸張性収縮では，等尺性収縮および短縮性筋収縮を行った時に比べ，**筋痛**が発生しやすく，それは2～3日間持続する場合がある（図4.5）．この筋痛の原因は明らかではないが，筋膜に炎症が起こること，あるいは筋細胞に損傷が生ずることなどがその要因として考えられている．

4 章　筋の収縮様式と筋力　　35

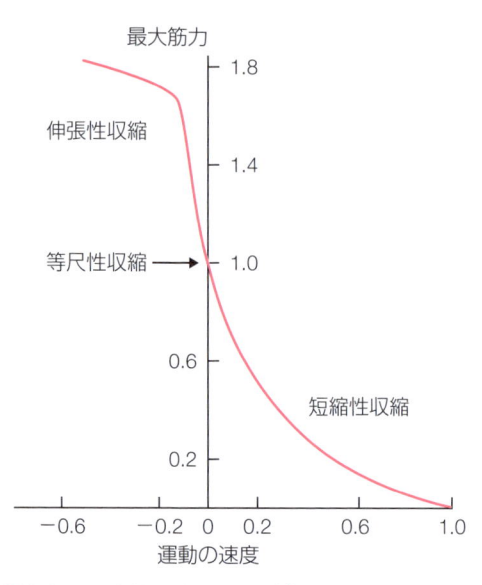

**図 4. 4　運動速度と最大筋張力の関係（Åstrand と Rodahl, 1986 を改変）**
短縮性収縮では運動速度が増すと発揮できる筋力は減少する．伸張性収縮では，逆
に運動速度が増すと筋力は増加する．筋力は最大等尺性筋力を 1.0 とした時の相対値
で，同様に収縮速度は短縮性収縮における最大値を 1.0 とした時の相対値で表されて
いる．

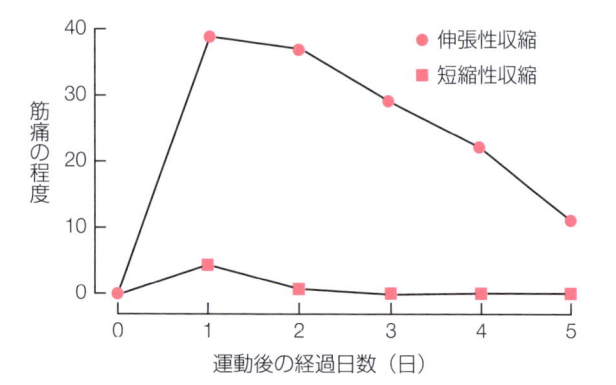

**図 4. 5　筋収縮の様式の違いによる筋痛の程度（Lavender と Nosaka, 2006 を
改変）**
伸張性収縮では，他の収縮様式に比べ激しい筋痛を伴うことがある．縦軸の単位は任
意．

### c．等速性収縮

　等速性収縮力の測定には，特別な器械を必要とする．しかしなが
ら，スポーツ場面における動作のほとんどは，四肢などの動きを伴っ
ており，したがって静止した状態での等尺性収縮力より，等速性筋
力によって選手の能力を評価した方が，スポーツ種目の特性と関連
して有用な場合が多い．筋を短縮させながら行う等速性収縮力は，
**筋線維組成と密接な関連**があり，含まれる FT 線維の割合が高い者

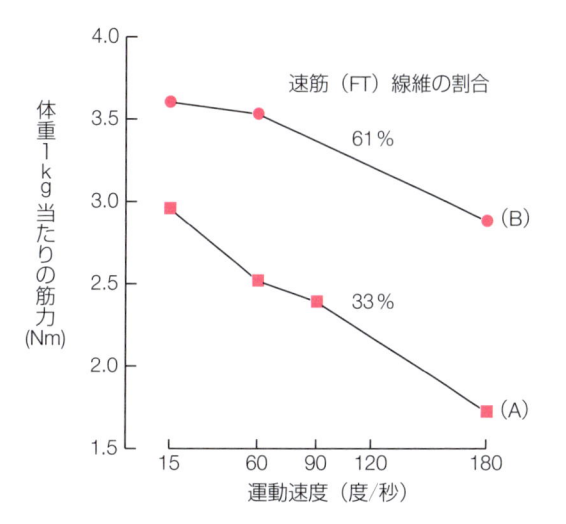

図 4.6　筋線維組成と等速性最大筋力の関係（Thorstensson ら，1977 を改変）
等速性筋収縮では，含まれる速筋線維の割合が高い者ほど，大きな筋力を発揮することができる.

ほど大きな張力を発揮することができる. この筋線維組成の影響は，収縮の速度が速くなればなるほど大きくなる. たとえば，FT 線維の割合が 33 ％の者（A）と 61 ％の者（B）とを比較すると，運動速度が 15 度/秒の時では，B の発揮できる張力は A の約 1.2 倍であるが，180 度/秒では 1.6 倍にひろがる（図 4.6）.

 **key point**　発揮可能な最大張力は，等尺性収縮では関節角度に，動的収縮では運動の速度に左右される.

## 4.3　トレーニングによる筋力の変化

　トレーニングを継続して行うと，神経あるいは筋の機能に変化がみられるが，その変化の様相は行うトレーニングのタイプによって異なる. たとえば，ジョギングのような強度の低い運動では，持久力は改善されるが，筋力を著しく増加させることはできない. 筋力を増加させるためには，ウェイトトレーニングのような強度の高い活動を行う必要がある.
　以下は，実際にあった話である. ある時，17 歳の少年が，毎日仔ウシを持ち上げるトレーニングを始めた. トレーニングを開始した時，このウシの体重は約 34 kg だった. 少年はこのトレーニングを 201 日間継続して行い，トレーニングの最後には，132 kg にまで成長したウシを持ち上げることができるようになったという. こ

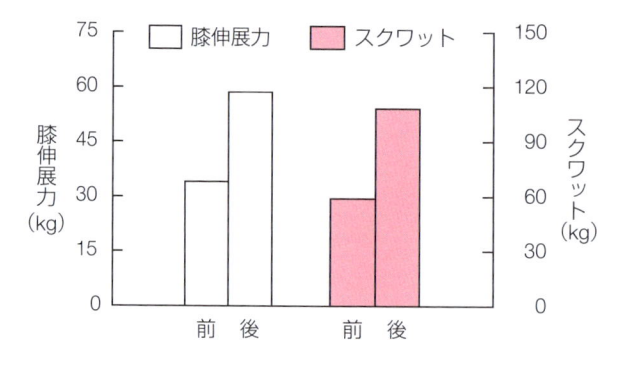

図4.7　ウェイトトレーニングによる
筋力の変化（Staron ら，1991 を改変）
20週間ウェイトトレーニングを行った結
果，80％以上も筋力が増加した.

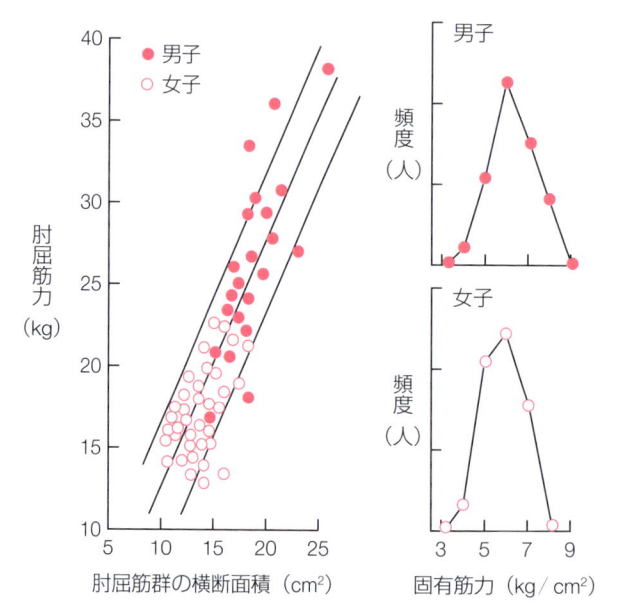

図4.8　筋の横断面積と筋力の関係（山
田と福永，1996）
単位断面積当たりの筋力（固有筋力）は，
平均6.3kg/cm² だが，比較的大きな個人
差がある.

れは適切なトレーニングを継続して行えば，筋力は驚くほど増加す
ることを物語っている．それでは，実際にトレーニングを行った例
をみてみよう．図4.7は，大学生6人が20週間ウェイトトレーニ
ングを行った時の筋力の変化を示したものである．トレーニングの
結果，膝伸展力，スクワットともに顕著に変化し，前者で約84％，
後者で約90％の増加がみられた.

## 4.4　神経系の改善

それでは，どのようなメカニズムで筋力は増加するのであろうか.
筋力は筋の横断面積に比例するため，単位断面積当たりの筋力（**固
有筋力**）はほぼ一定となる．肘屈曲筋力の例では平均6.3kg/cm²
であるが，図4.8にみられるように大きな個人差が存在する．こ
れは，人によって**神経系の機能**に差異があるためである.筋力トレー

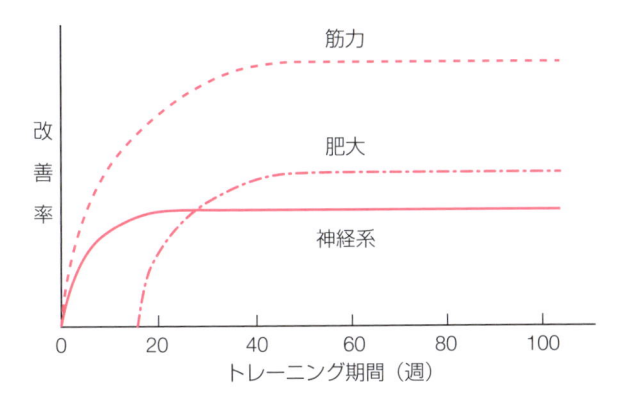

図 4.9　筋力トレーニングによる神経・筋の変化（Wilmore と Costill，1994）
筋力トレーニングを開始して初期のころの筋力の増加は，神経系が改善されることに原因がある．それに対して，長期にわたるトレーニングでは，筋が肥大することによって筋力は増す．

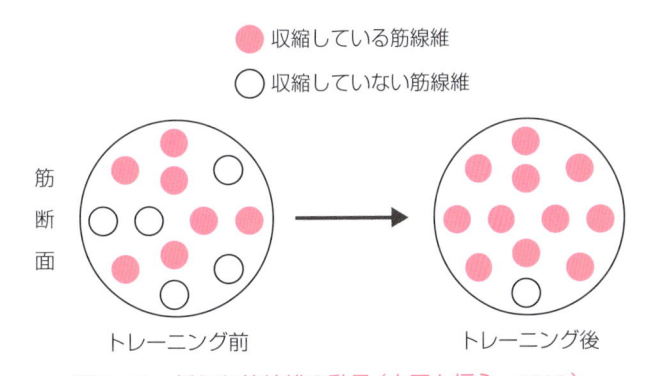

図 4.10　新たな筋線維の動員（山田と福永，1996）
筋力トレーニングを行うと，それまで動員されなかった筋線維が新たに動員されるようになり，筋力が増す．

ニングを開始して比較的初期における筋力の増加は，この神経系の機能が改善されることに原因がある（図 4.9）．

　**神経系の改善**と一口にいっても，変化する内容は 1 つではない．トレーニングを行う前では，本人が最大の筋力を発揮したつもりでも，筋を構成するすべての運動単位（あるいは筋線維）が収縮に動員されているわけではなく，その一部は活動していない（図 4.10）．神経系の改善の第 1 は，それらが**新たに動員**されるようになることである．また，多くの運動単位が動員されていても，それらがばらばらに活動したのでは，大きな筋力を発揮することはできない．第 2 は，運動単位がほぼ同時に活動するようになることであり，これを**運動単位の同期化**という．ヒトが筋力を発揮する時，多くの場合，1 つの筋だけではなく複数の筋が働く．第 3 は，それらの筋が協調して収縮・弛緩するようになることである．第 4 は，腱

紡錘の機能が変化することである．腱紡錘は筋収縮を抑制するように作用する（図3.6，p25）．トレーニングは，この抑制作用を低減させる効果を持つ．

 **key point**　筋力トレーニングを開始して，比較的初期における筋力の増加は，神経系の機能が改善されるためである．

## 4.5　筋線維の肥大

　前述したように，個人差はあるものの発揮される最大筋力は筋の横断面積にほぼ比例する．したがって，筋が肥大し横断面積が増せば，当然筋力は増加する．筋力トレーニングが長期にわたる時の筋力の増加は，この**筋肥大**によって引き起こされる（図4.9）．

　筋の横断面積は，個々の筋線維の横断面積と筋線維数の2つの要因によってほぼ決まり，「筋線維の平均横断面積×筋線維数」で表すことができる．筋の肥大は，この2つのパラメータのどちらか一方だけの変化によってもたらされるのであろうか，それとも両方とも変化するのであろうか．図4.11は，先に述べた20週間ウェイトトレーニングを行った大学生の脚筋の筋線維横断面積の変化を示している．トレーニングによってST線維とFT線維の両方に肥大が起こったが（図4.11a），その肥大率はST線維が20％以下であったのに対して，FT線維は40％を超えているのがわかる（図4.11b）．このことをFT線維の**選択的肥大**という．これらの結果は，

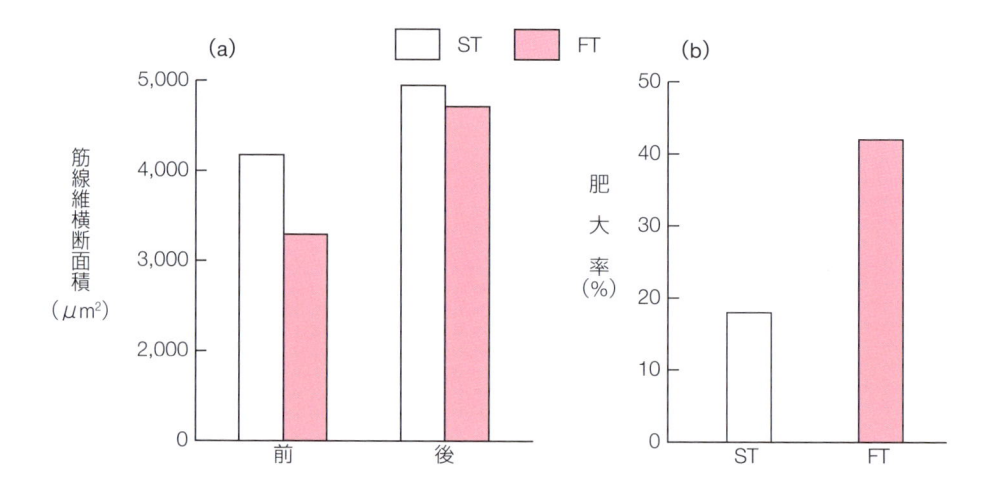

**図4.11　ウェイトトレーニングによる筋線維横断面積の変化（Staronら，1991を改変）**
20週間のウェイトトレーニングを行った結果，ST線維とFT線維の両方に肥大が起こった（a）．しかし，その肥大率は，FT線維の方が大きい（b）．

筋の肥大に対して**筋線維の肥大**が大きく関与していることを表している.

 key point
ウェイトトレーニングを行うと筋線維の肥大が起こるが，その肥大率は遅筋（ST）線維より速筋（FT）線維の方が大きい.

### 4.6　筋線維数の変化

#### a．筋線維の増殖能力
　ヒトの上腕二頭筋を構成する筋線維の数は平均約 210,000 本であるが，個人差が大きく，少ない人では約 110,000 本，多い人では約 290,000 本であり，実に 3 倍近い開きがある（図 4.12）．この差は持って生まれたものなのであろうか，それとも生後何らかの要因により変化した結果なのであろうか．新しい細胞がつくられることを増殖という．筋の肥大に伴う筋線維の数の変化に関する問題では，筋線維に増殖する能力があるかどうかが，当然のことながら重要な事柄となる．
　ヒトでは，筋線維の分化は胎生期に起こり，

筋芽細胞→筋管→筋線維

の順で進行する（図 4.13）．誕生時には筋線維の分化はほぼ完了しており，この時期の筋線維の構造は，サイズが小さいことを除けば，成人におけるものと何ら変わるところはない．分化が完了した筋線維の表面を注意深くみると，ところどころに筋線維とは異なる別の細胞があり，これは衛星細胞と呼ばれる．**衛星細胞**は分化の過程において，筋管にならなかった筋芽細胞であると考えられている

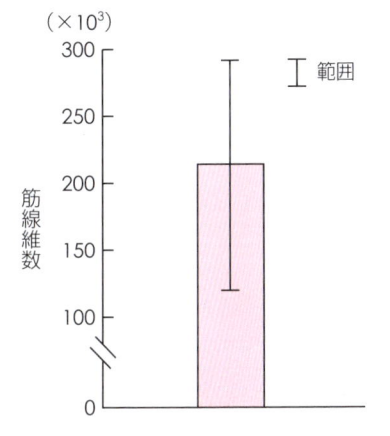

**図 4.12　ヒト上腕二頭筋の筋線維数（MacDougall，1986 を改変）**
上腕二頭筋を構成する筋線維の数は平均約 210,000 本であるが，個人差が大きい.

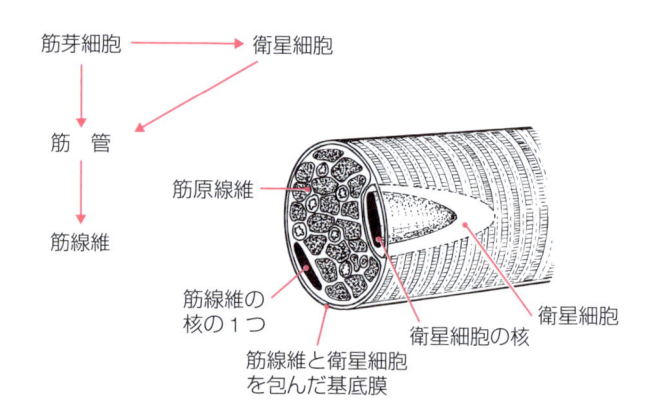

**図 4.13　筋線維の発生と衛星細胞（Albert ら，1983 を改変）**
衛星細胞は，筋線維に分化する能力を持っている．

**表 4.1　発生段階における筋細胞の特徴**

| 細胞名 | 特　徴 |
| --- | --- |
| 筋芽細胞 | 核を 1 つだけもつ細胞であり，融合して次の段階の細胞（筋管）になりうる特徴を備えている． |
| 筋　管 | 2 つ以上の核をもつ幼弱な筋細胞であり，筋細胞に特徴的にみられるタンパクが盛んに合成されている． |
| 筋線維 | 成熟した筋細胞． |

（図 4.13）．この細胞の特徴は，筋芽細胞の持つ性質，すなわち融合して筋管になる能力を保持していることであり（表 4.1），このことから衛星細胞は「**眠れる筋芽細胞**」などとたとえられる．成熟した筋において，何らかの原因により衛星細胞が眠りから覚めると，発生において筋芽細胞が歩んだ道筋をたどり，新しい筋線維を形成する．すなわち，筋線維は増殖する能力を持っている．

### b．筋力トレーニングによる筋線維数の増加

　ウェイトトレーニングは，衛星細胞の眠りを覚ますことができるのであろうか．図 4.14 は，101 週間 6 匹のネコにウェイトトレーニングを行わせた後の筋線維数の変化を示している．ネコのトレーニングは，以下のようにして行われた．まず，特殊なケージを作製する．このケージは，ネコが，人間でいえば手のひらにあたる部分で，からだの前に置かれたレバーを右腕で手前に引くと，餌が落ちてくるように設計されている．このケージの中でネコを飼育すると，ネコは餌を得るために，右腕でレバーを引く運動を必然的に行うことになる．そして，レバーにかかる重量を徐々に大きくしていくと，ネコは右腕にのみウェイトトレーニングを負荷されたことになる．

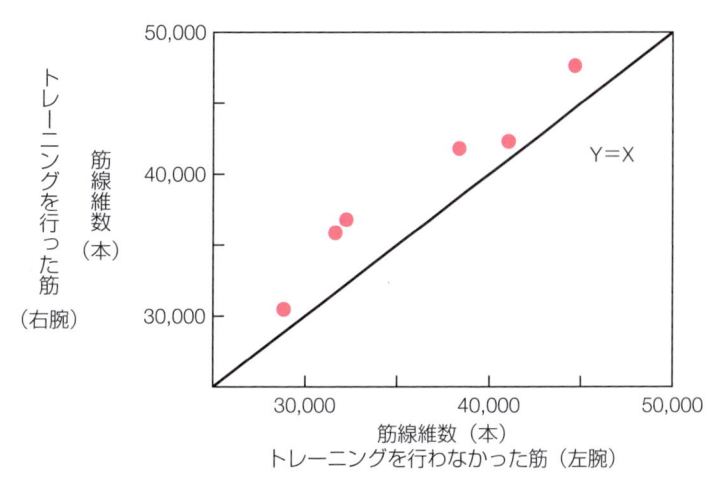

**図 4.14　ウェイトトレーニングによる筋線維数の変化（Gonyea ら，1986）**
ネコにウェイトトレーニングを 101 週間行わせたところ，数％の筋線維数の増加が起こった．

トレーニング後，この右腕とトレーニングを行わなかった左腕とで筋線維数を比較すれば，筋線維の増殖が起こったかどうかを知ることができるわけである．図 4.14 の横（X）軸はトレーニングを行わなかった筋の筋線維数，縦（Y）軸はトレーニングを行った筋の筋線維数を表している．6 匹すべてのネコの値が，Y＝X 軸より左上に位置している．これは，左腕より右腕の筋の方が筋線維数が多いこと，すなわち，ウェイトトレーニングによって**筋線維の増殖**が実際に生じたことを意味する．しかしながら，その増加率はわずか数％であり，したがって，図 4.12 にみられる筋線維数の大きな個人差は，後天的な要因も多少は関与するであろうが，大部分は**先天的な要因**によるといえる．

 **key point**　ウェイトトレーニングを行うことによって筋線維の数は増すが，その増加率は数％以内である．

---

#### ◆　要　約　◆

1.　筋の収縮様式は，静的収縮と動的収縮とに大別される．静的収縮は等尺性収縮とも呼ばれる．
2.　動的収縮には，短縮性収縮と伸張性収縮の 2 種類があり，前者は筋が縮みながら，後者は逆に筋が引き伸ばされながら力を発揮する収縮様式である．
3.　動的収縮の特殊な例として，等張性収縮と等速性収縮がある．

等張性収縮とは収縮中発揮する張力が一定である場合を，また
等速性収縮とは収縮によって起こる四肢などの動きの速さが一
定である場合を指す．

4. 単位断面積当たりの筋力はほぼ一定であるが，比較的大きな個
人差が存在する．この個人差は，神経系の機能が異なるために
生じる．

5. ウェイトトレーニングを開始して初期に起こる筋力の増加は，
神経系の機能が改善されることに原因がある．神経系の改善に
は，（1）新たな運動単位の動員，（2）運動単位の同期化，（3）
筋間の協調性の向上，（4）腱紡錘の機能の変化の4つがある．

6. ウェイトトレーニングを行うと，すべてのタイプの筋線維に肥
大が生じるが，その肥大率は遅筋（ST）線維より速筋（FT）
線維の方が大きい．このことをFT線維の選択的肥大という．

7. 衛星細胞は必要に応じて分化し，新しい筋線維をつくる．この
衛星細胞の働きにより，筋肥大に伴って筋線維数の増加が起こ
る．しかしながら，その増加率は数％以内であり，元々の筋線
維の数が大きく変化することはない．

# 5章　運動と循環

## 5.1　心臓の機能・構造と血液の循環

　血液の持つ重要な役割の1つは，血管を通じ体内を循環して，酸素を各組織に運ぶとともに老廃物をそこから除去することである．この血液の循環において，ポンプの役割を担っているのが心臓である．全身にくまなく張りめぐらされている血管は大きく2つに分類され，心臓から出ていく血液を運ぶものを**動脈**といい，組織から心臓に戻る血液を運ぶものを**静脈**という（図5.1）．また，相対的に酸素を多く含んだ血液は動脈血と呼び，二酸化炭素を多く含んだ血液は静脈血と呼ばれる（図6.2）．

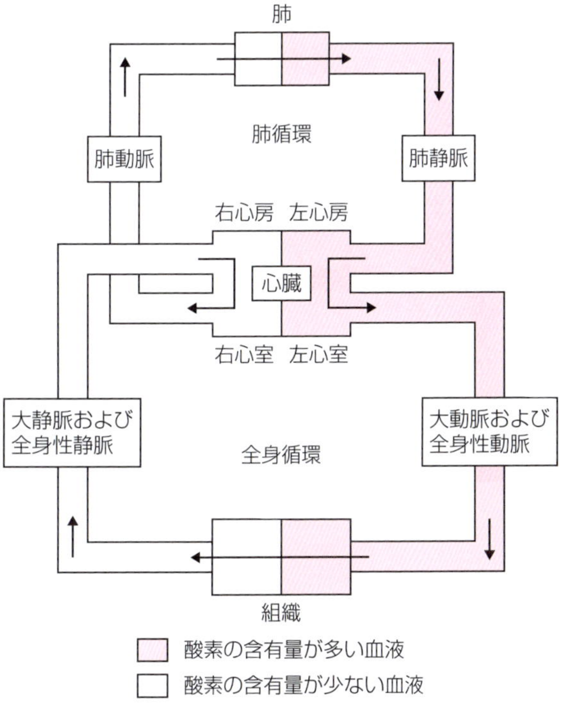

図 5.1　血液の循環（Smith と Kampine, 1984）
酸素を多く含んだ血液は左心室から全身へ送り出され，右心房へ戻ってくる．

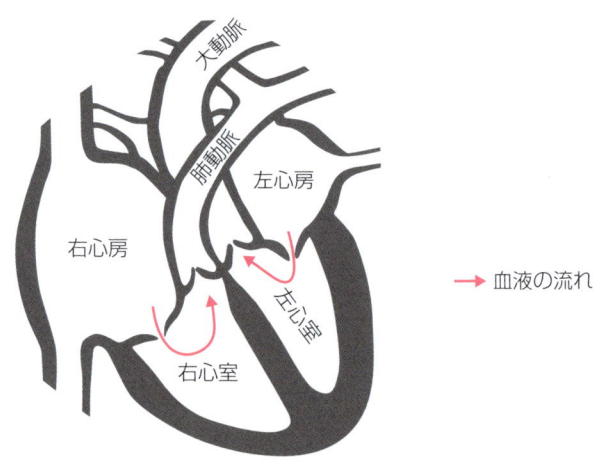

**図 5.2　心臓の構造（Åstrand と Rodahl，1976）**
心臓は左右 2 つのポンプからなり，各々に心房と心室の 2 つの部屋がある.

　心臓は横紋筋からできており，左右 2 つのポンプから構成されている．左右各々のポンプには，**心房**と**心室**の 2 つの部屋がある（図 5.2）．全身を循環し酸素が希薄になった静脈血は，右心房に入り，右心室へと送られる（図 5.1）．右心室を出た血液は肺へつながる肺動脈を通り，肺に到達する．ここで血液は酸素を受け取り，左心房へと循環する．次に左心室へと移された血液は，左心室の強い収縮力によって，全身へと送り出される．

 **血液は，左心室から動脈を通じ全身に送られ，静脈を通って右心房に戻ってくる.**

## 5.2　血液成分

　体重の約 8 ％は血液で占められている．したがって，体重 70 kg の人では約 5.6 kg が血液であり，この体積は 5,200 mL である．血液の容積の 40〜45 ％が細胞成分，残りは液状の血漿である（図 5.3）．血漿のうち 91 ％は水分で占められており，他は有機物や無機塩類である．細胞成分は，**赤血球**，**白血球**および**血小板**に分けられ，これらのうち直径約 8 μm の赤血球が酸素を運搬する役割を担っている．血液に含まれる赤血球の数は，成人男性で血液 1 mm$^3$ 当たり約 500 万個，女性で約 450 万個である．また，赤血球の重量の約 34 ％が**ヘモグロビン**と呼ばれるタンパクで構成されており，ここに酸素と結合する部位がある．血液 100 mL 中に含まれるヘモグロビンの量は，成人男性で約 16 g，女性で約 14 g である．ヘモグロ

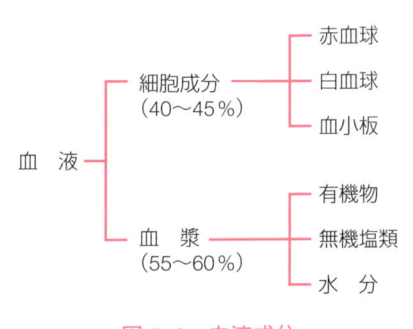

図 5.3　血液成分

ビン 1 g は最大 1.34 mL までの酸素と結合することができる．したがって，血液 100 mL は最大約 20 mL（≒1.34×16）の酸素を運搬することができる．

　血液の容積に占める細胞成分の割合を**ヘマトクリット値**といい，成人男性の正常値は 45 %，女性で 40 %である．細胞成分のほとんどが赤血球で占められているので，ヘマトクリット値は赤血球の量をほぼ表していることになる．ヘマトクリット値は，貧血の診断に用いることができる．

 key point

酸素は，血中のヘモグロビンと結合して運搬される．血液 100 mL は最大約 20 mL の酸素を含むことができる．

## 5.3　運動時における心臓の働き

　心臓の拍動数のことを**心拍数**（heart rate：**HR**）と，また，心臓 1 回の拍動で送り出される血液の量のことを**1 回拍出量**（stroke volume：**SV**）という．心拍数は，通常 1 分間当たりの拍動数で表される．1 分間に心臓が送り出す血液の量は**心拍出量**（cardiac output：$\dot{Q}$）と呼ばれ，「1 回拍出量×心拍数」で示すことができる．心拍数は自律神経系によって調節されており，交感神経の働きによって高まり，副交感神経の働きによって低下する．

　安静時では，心拍数は 60～80 拍/分，1 回拍出量は 70～80 mL であり，したがって，心拍出量は 4,200～6,400 mL である．運動を行うと，組織に対してより多くの酸素を運搬するために心拍出量は増加するが，心拍数と 1 回拍出量とでは変化の様子が異なる（図 5.4）．運動強度が高まると，心拍数はほぼ直線的に増加し，最大 180～200 拍/分に達する（図 5.4）．一方，1 回拍出量は 110～120 mL までは増すが，それ以上は増加しない．

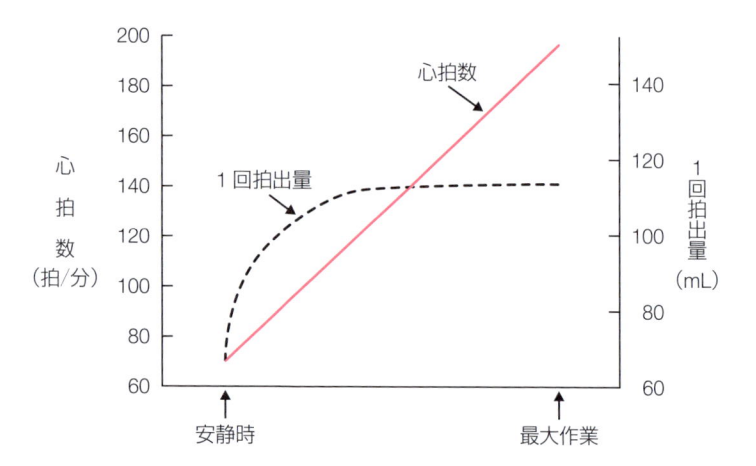

**図 5.4　運動に伴う心拍数と 1 回拍出量の変化（Fox，1979）**
運動強度が高まると，心拍数は直線的に増加する．一方，1 回拍出量は 110〜120 mL
までは増加するが，それ以上は増えない．

 `key point`　心拍出量（$\dot{Q}$）＝ 1 回拍出量（SV）×心拍数（HR）

## 5.4　毛細血管

　心臓を出た動脈は，幾重にも枝分かれして徐々に細くなっていく．
筋に到達するころの直径は 30 $\mu$m ほどであり，この太さの血管を
細動脈という．細動脈は**毛細血管**と呼ばれるさらに細い血管に分岐
し，これらは筋線維の間を縫うように走っている（図 5.5）．毛細
血管の内径は 6〜8 $\mu$m で，赤血球 1 個がやっと通れるほどである．
この毛細血管が筋線維の代謝に直接かかわり，酸素の供給，あるい
は収縮で発生した熱や老廃物の除去などを行う．毛細血管の発達を
1 本の筋線維を取り囲んでいる毛細血管数で評価すると，発達の度
合が筋線維のタイプによって異なることがわかる．この数は，ST
線維で 3〜4 本，FTa 線維で 2.5〜3 本，FTb 線維で 2〜3 本である．
　筋に到達した動脈血は，血液 1 mL 当たり約 0.2 mL の酸素を含ん
でいる．それに対して，毛細血管を経て筋から出てくる静脈血に含
まれる酸素の量は，安静時では血液 1 mL 当たり約 0.16 mL であり，
0.04 mL が筋で消費されたことになる．強度の高い運動中では，筋
がより多くの酸素を消費するため，酸素の消費量は安静時の約 4 倍
の 0.16 mL にも達することもある．

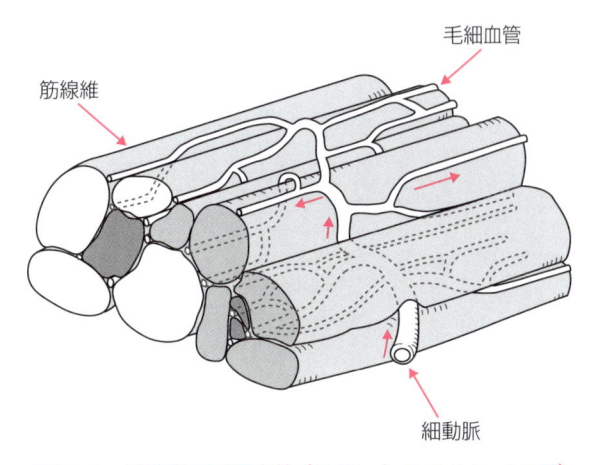

図 5.5　細動脈と毛細血管（Saltin と Gollnick，1983）
細動脈はさらに細い毛細血管に分岐する．毛細血管は筋線維の間を走り，筋線維の代謝に直接関与する．

## 5.5　トレーニングによる変化

### a．心臓の機能

　1回拍出量の大小は，右心房に戻ってくる血液の量と心臓のポンプ能力の2つに左右される．最大1回拍出量は，特別なトレーニングを行っていない成人男性では110〜120mL あるが，よくトレーニングされた持久的競技者では，150〜170mL，人によっては200mL もの高い値を示すこともある（表5.1）．運動選手の心臓の大きさを比較すると，持久的な競技者では一般人よりその容積が大きい（図5.6）．これはトレーニングによって**心臓が肥大**したためであり，彼らの最大1回拍出量が大きいのは，この肥大によって心臓の収縮機能が改善されたことにおもな原因がある．

　長年トレーニングを継続してきた持久的競技者では，特別なトレーニングを行っていない者に比べ，安静時の1回拍出量も大きい（表5.1）．そのため，安静時の心拍数は少なく，40拍/分以下であることも稀ではない．彼らの最大心拍数は，一般人より若干少ない傾向にあるが，これは1回拍出量との関連から，心拍数が減少した方が，心臓のポンプ機能の効率が増すことに原因がある．すなわち，多少の時間を要しても，彼らの大きな心臓に十分な量の血液が満たされるまで待ってから収縮し，大きな1回拍出量を確保した方が，結果的に心拍出量が増加するのである．

### b．毛細血管

　筋線維間を走る毛細血管は，**身体の活動レベル**に影響を受けやす

5章　運動と循環　49

表5.1　一般人と運動選手の1回拍出量の比較

|  | 安静時（mL） | 最大運動時（mL） |
|---|---|---|
| 一般成人男性 | 70〜80 | 110〜120 |
| 持久的運動選手 | 110〜120 | 150〜200 |

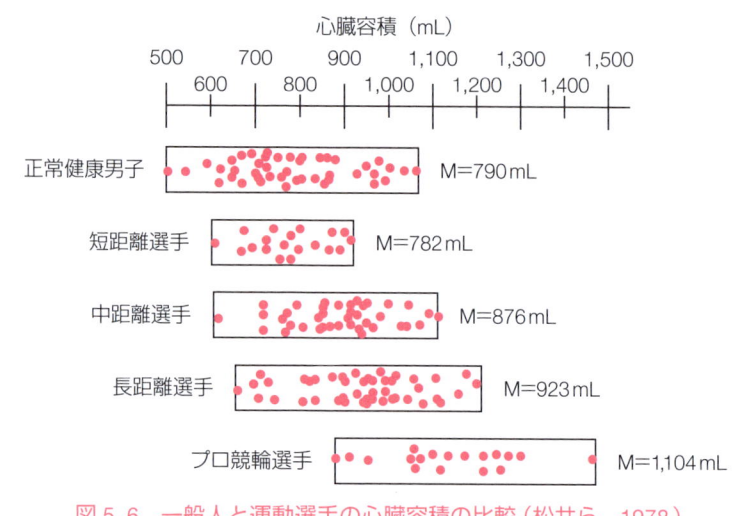

図5.6　一般人と運動選手の心臓容積の比較（松井ら，1978）
長距離選手やプロ競輪選手の心臓の容積は，一般人より大きい．これはトレーニングによって心臓が肥大したためである．Mは平均値を示す．

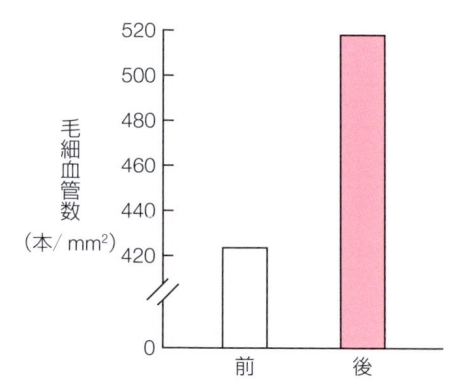

図5.7　持久性トレーニングによる骨格筋の毛細血管数の変化（Klausen，1981）
8週間のトレーニングにより，毛細血管数は約22％増加した．

いことに特徴があり，比較的短期間のトレーニングでもその数が変化する．図5.7は，8週間の持久性トレーニングが，脚筋における毛細血管数に及ぼす影響を示している．筋横断面積1mm²当たりに存在する毛細血管の数は，トレーニング前では約420本であっ

たものが，トレーニング後では約520本と約24％増加した．このような変化の結果，筋はトレーニング前と比べより多くの酸素の供給を受けることが可能になる．

 **key point** 持久性トレーニングを長期間行うと，心臓が肥大し，最大1回拍出量が増加する．

## ◆ 要 約 ◆

1. 心臓は，血液を循環させるポンプである．左心室から動脈を通じ全身へ送り出された血液は，静脈を通って右心房へ戻ってくる．右心房から右心室へ移された血液は肺へ送られ，そこで酸素を受け取り，左心房へと循環する．

2. 血液の40〜45％が細胞成分であり，細胞成分の大部分が赤血球で占められている．赤血球に含まれるヘモグロビンが酸素と結合する．血液100 mL は最大約20 mL の酸素を運搬することができる．

3. 1分間に心臓が送り出す血液の量を心拍出量といい，「1回拍出量×心拍数」で表すことができる．運動を行うと，心拍数は運動強度に比例してほぼ直線的に増加する．一方，1回拍出量は，110〜120 mL までは増すがそれ以上は増加しない．

4. 内径6〜8 μm の毛細血管が，筋線維に直接酸素を供給する．毛細血管の発達度合は筋線維のタイプによって異なり，FTb線維＜FTa線維＜ST線維の順でよく発達している．

5. 持久的なトレーニングを行うと，心臓の肥大が生じ，最大1回拍出量が増大する．一方，最大心拍数は若干減少する．また，筋では毛細血管数の増加が起こる．

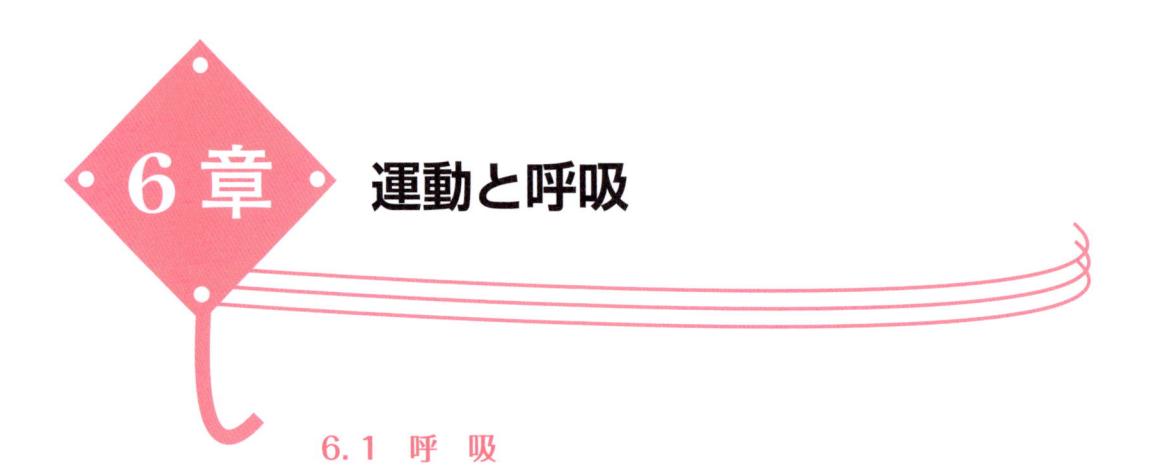

# 6章　運動と呼吸

## 6.1　呼　吸

　呼吸が担うおもな役割は，体内に**酸素（$O_2$）を取り込む**ことと，**体外へ二酸化炭素（$CO_2$）を排出**することであり，成人では1分間当たり約250 mLの$O_2$を取り込み，約200 mLの$CO_2$を排出している．体内に貯蔵可能な$O_2$の最大量は，体格にもよるがおよそ1,000 mLである．したがって，呼吸が停止すると，約4分間で酸素欠乏状態に陥ることになり，身体組織の活動の停止を余儀なくされる．また，$CO_2$は血液に溶けこむと水素イオン（$H^+$）を放出するため，呼吸の停止に伴い$CO_2$を体外に排出できないと，血中の$H^+$濃度の増加，すなわちpHの低下を引き起こす原因となる．

## 6.2　肺換気

　口や鼻から取り込まれた空気（ガス）は，気管を通り体内へと送られる．気管は途中で2つの気管支に分かれ，左右の肺へとつながる（図6.1）．これらはさらに幾重にも分岐し，最後は直径が最大で0.3 mmほどの袋状の器官で終わる．この袋状の器官は**肺胞**と呼ばれ，ここで網のようにからみついている毛細血管を介して，$O_2$と$CO_2$の交換が行われる．

　肺を出入りするガスの流れを**肺換気**といい，その量は，1分間に呼出された（吐き出された）ガスの総量で表わされ，これを**毎分換気量（$\dot{V}_E$）**という．また，1回の呼吸によって換気されるガスの量は，**1回換気量**（tidal volume：**TV**）と呼ばれる．呼吸数は通常1分間当たりの回数で示され，したがって，$\dot{V}_E$は「1回換気量×呼吸数」によって導きだすことができる．

　安静時では，$\dot{V}_E$は約6 L，呼吸数は10〜15回であるが，運動時には1回換気量と呼吸数の両方が増加し，$\dot{V}_E$は100〜150 Lに，極端な場合には200 Lにまで増す．最大換気量は体格によって規定され，トレーニングを行ってもほとんど変化しない．

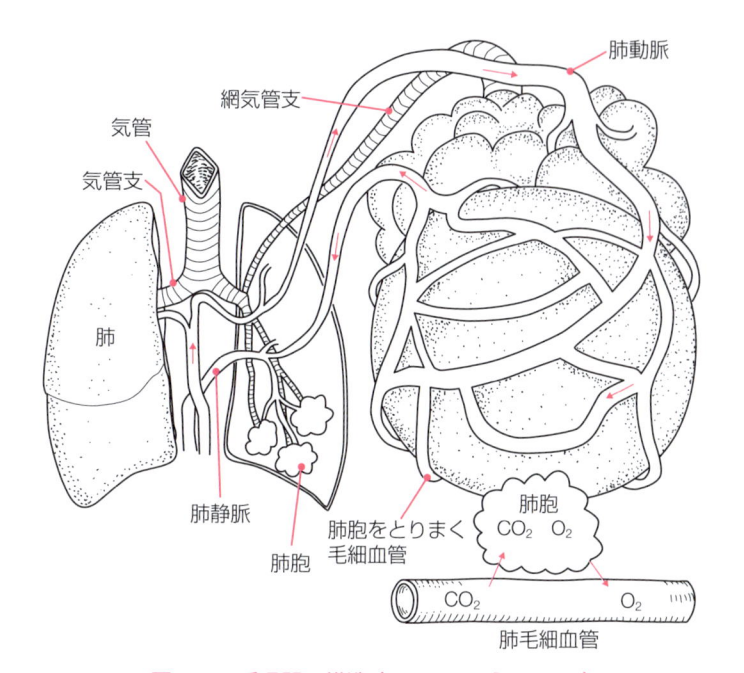

**図 6.1 呼吸器の構造（MacArdle ら，1986）**
口や鼻から取り込まれた空気は気管を通り，肺に到達する．酸素および二酸化炭素の
交換は，肺胞で行われる．

 **key point** 酸素と二酸化炭素の交換は，肺胞で行われる．1分間に呼出されるガス
の総量を毎分換気量（$\dot{V}_E$）と呼ぶ．

## 6.3 ガス交換

　分子の運動により，濃度の高い部位から低い部位へ分子が移動す
る現象を**拡散**といい，肺胞ガスと血液の間あるいは血液と組織の間
における $O_2$ や $CO_2$ の受け渡しは，この拡散によって行われる．$O_2$
および $CO_2$ の拡散速度は，ガス交換が行われる部位間の分子の濃
度の差に左右され，濃度差が大きいほど，拡散速度は速い．各々の
気体がつくりだす圧力のことを**分圧**といい，通常分子の濃度はこの
分圧で表示される．

　大気中の酸素を例に，分圧を計算してみよう．平地での大気圧
は，760 mmHg であるが，これは窒素，酸素，二酸化炭素などの複
数の気体によるトータルの圧力である．大気中に $O_2$ は約 21 % 含ま
れており，このときの酸素分圧（$P_{O_2}$）は，760×0.21＝159.6 mmHg
である．肺胞中のガスにおける $P_{O_2}$ は 103 mmHg，二酸化炭素分圧
（$P_{CO_2}$）は 40 mmHg である（図 6.2a）．一方，肺動脈中を流れる
血液中の $P_{O_2}$ は 40 mmHg，$P_{CO_2}$ は 46 mmHg であり，ここでは $O_2$

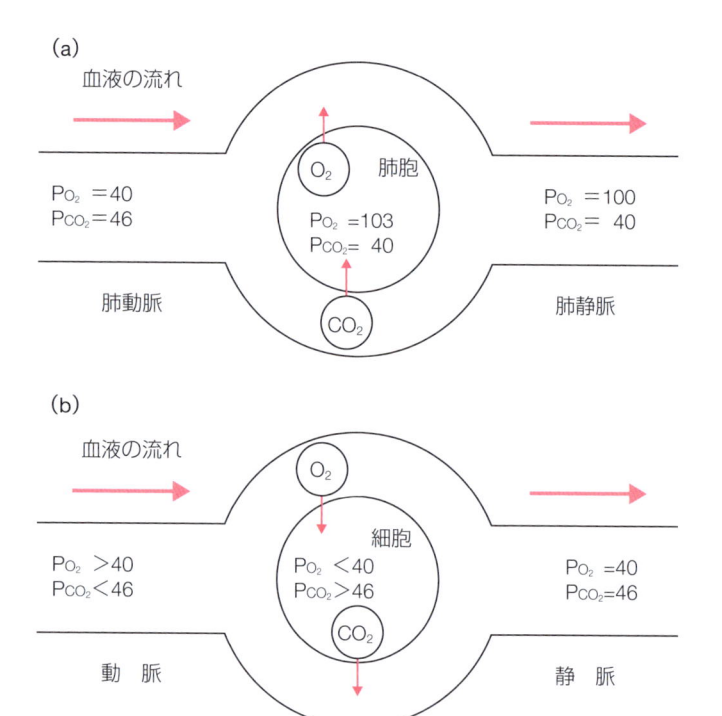

**図6.2　肺胞ガス―血液間（a）および血液―組織間（b）における酸素と二酸化炭素の受け渡し（ÅstrandとRodahl，1986に加筆）**
酸素および二酸化炭素は，各々の分圧の高い方から低いほうへ移動する.

は肺胞ガスから血液へ，$CO_2$は血液から肺胞ガスへと移動する. ガス交換が行われた（肺静脈の）血液中の$P_{O_2}$は100mmHgであるが，40mmHgから100mmHgに高まるのに要する時間は，わずか0.75秒である. こうして$O_2$を多く含んだフレッシュな血液は，心臓のポンプ作用によって全身に運ばれる. 肺胞ガス―血液間における$O_2$，$CO_2$のこのような動きに対して，血液―組織間では$P_{O_2}$は血液の方が，$P_{CO_2}$は組織の方が高いため，$O_2$は血液から組織へ，$CO_2$は組織から血液へと移動する（図6.2b）.

　$O_2$および$CO_2$の拡散速度は，分圧の較差に加え，**血管と組織とが接している面積**にも依存する. トレーニングを継続して行うと，肺胞および筋において，それまで使われていなかった毛細血管に血液が流れるようになったり，新しい毛細血管が形成されたりして，ガス交換が効率よく行われるようになる.

**key point**　肺胞ガス―血液間および血液―組織間での酸素と二酸化炭素の受け渡しは，拡散により行われる.

## 6.4　血液によるガスの運搬

$O_2$ と $CO_2$ は血液に溶け込むが, 単に溶け込んだだけのかたちで運搬される量はごくわずかであり, 総運搬量からみて $O_2$ でおよそ 1.5 %, $CO_2$ でおよそ 5 % にすぎない. $O_2$ の場合, 残りの 98.5 % はヘモグロビンと化学的に結合して, 各組織に運搬される. 血液に含まれるヘモグロビンすべてが $O_2$ と結合すると, 血液 100 mL 当たり約 20 mL の $O_2$ を運搬することができる. しかし, 血液に含まれるすべてのヘモグロビンが常に $O_2$ と結合しているわけではなく, その割合はさまざまな要因によって影響を受ける. $O_2$ と結合しているヘモグロビンの割合を**酸素飽和度**といい, すべてのヘモグロビンが $O_2$ と結合しているときを 100 % とする.

$P_{O_2}$ と酸素飽和度の関係を示す曲線を**酸素解離曲線**という. この曲線は S 字型をなし, $P_{O_2}$ が 100 mmHg でほぼ 100 % となる. 血液中の $P_{CO_2}$ が増加したり, pH が低下したりすると酸素解離曲線が右にシフトし, 酸素飽和度が低下する (図 6.3). たとえば, $P_{CO_2}$ が 5 mmHg の場合と 40 mmHg の場合とを比較すると, $P_{O_2}$ 20 mmHg における酸素飽和度は, 前者では約 70 % であるが後者では約 40 % である (図 6.3a).

この酸素飽和度の減少は, 生理的にはどのような意味を持つのであろうか. このことを理解するために, 次のような例を考えてみよう. 前述のように, 酸素飽和度が 100 % の血液は 100 mL 当たり 20 mL の $O_2$ を含有している. この血液が, いきなり $P_{O_2}$ が

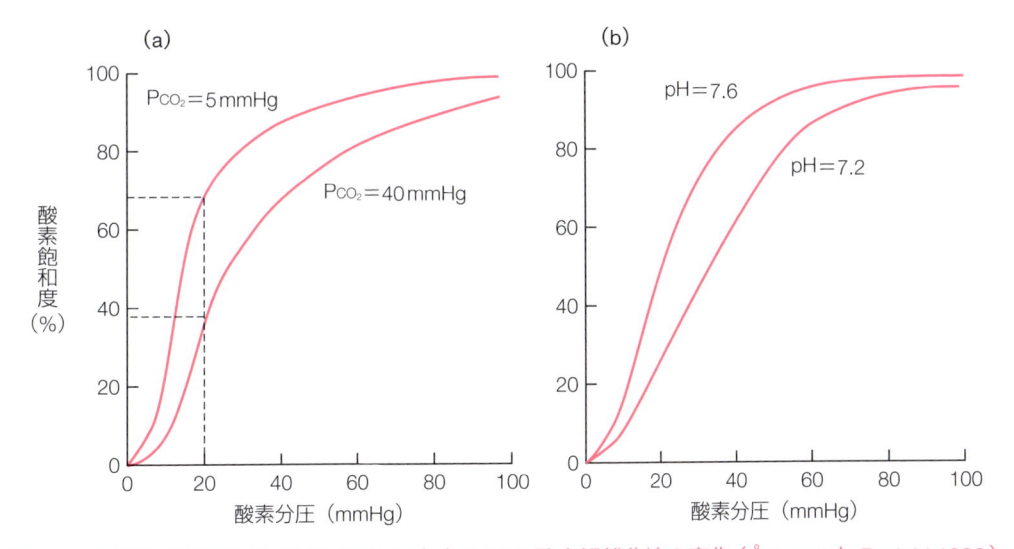

図 6.3　二酸化炭素分圧 (a) および pH (b) による酸素解離曲線の変化 (Åstrand と Rodahl, 1986)
二酸化炭素分圧の増加および pH の低下により, 酸素解離曲線は右方向にシフトする.

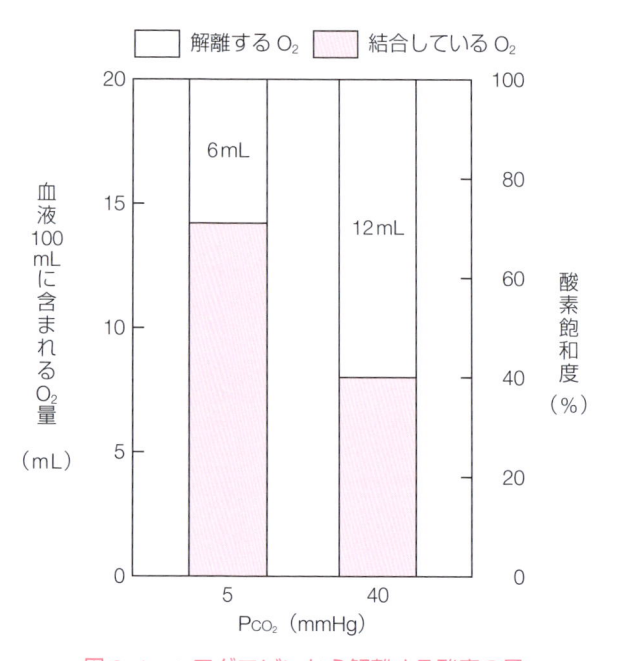

**図6.4 ヘモグロビンから解離する酸素の量**
二酸化炭素分圧（$P_{CO_2}$）が高いと，より多くの酸素がヘモグロビンから解離する．

20 mmHg の環境下にさらされたとしよう．$P_{CO_2}$ が 5 mmHg のときは酸素飽和度は 70 ％であるから，30 ％のヘモグロビンが $O_2$ と解離する．これを $O_2$ の量に換算すると血液 100 mL あたり 6 mL（＝20 mL×0.3）である（図6.4）．これに対して，$P_{CO_2}$ が 40 mmHg の場合は，解離する $O_2$ は 12 mL（＝20 mL×[1−0.4]）である．これは，$P_{O_2}$ が同じであっても，**$P_{CO_2}$ が高い環境下**の方が，ヘモグロビンは運んできた **$O_2$ をより多く解離する**ことを意味する．激しく活動している細胞は，$CO_2$ を多く産生し血中に放出するため，休止している組織と比べ，そのまわりを環流する血液の $P_{CO_2}$ は高い．したがって，そのような組織は，ヘモグロビンからより多くの $O_2$ を受け取ることができる．

　$O_2$ がヘモグロビンと結合して運搬されるのに対して，$CO_2$ は赤血球内の酵素の働きにより，別の物質に変換され運搬される（図6.5）．まず，水（$H_2O$）と反応して炭酸（$H_2CO_3$）に変換される．$H_2CO_3$ は **$H^+$** と**重炭酸イオン**（$HCO_3^-$）に解離し，血中を移動する．肺にたどり着くと，$HCO_3^-$ と $H^+$ は逆の順序で反応し，再び $CO_2$ と $H_2O$ にもどされ，$CO_2$ は体外に排出される．

**key point**　酸素はヘモグロビンと結合して，一方，二酸化炭素は水素イオンと重炭酸イオンに解離して血中を運ばれる．

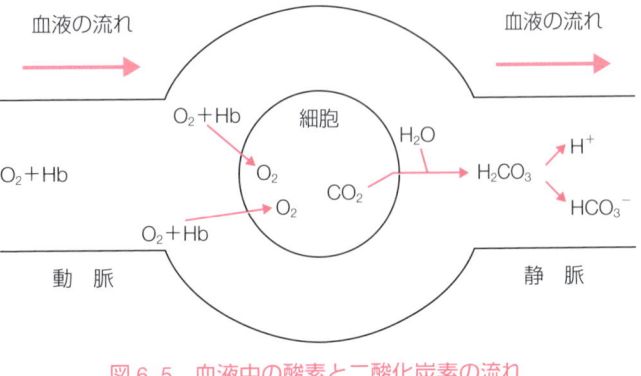

**図 6.5　血液中の酸素と二酸化炭素の流れ**
酸素はヘモグロビン（Hb）と結合して，一方，二酸化炭素は重炭酸イオン（$HCO_3^-$）
と水素イオン（$H^+$）に変換されて血中を移動する．

## 6.5　呼吸商

　一定時間に摂取した $O_2$ に対して排出した $CO_2$ の量の比（$CO_2$/
$O_2$）を**呼吸商**（respiratory quotient：**RQ**）という．この値は，活
動に用いられている**糖質と脂質の比率**によって変化し，脂質だけが
用いられている場合は RQ は約 0.7 に，糖質だけが用いられている
ときは 1.0 になる．現実には，どちらか一方だけが用いられるよう
なことは稀で，RQ は 0.7 と 1.0 の間にあり，0.7 に近いほど脂質が，
1.0 に近いほど糖質が多く使われていることになる．

　強度の高い運動を行うと RQ は 1.0 に，これに対してマラソンの
ような低強度・長時間運動を行うと RQ は 0.7 に近づく．これは高
強度運動では糖質が主としてエネルギー源として用いられ，低強度
運動では糖質に代って脂質が用いられるようになるためである（図
1.8，p6）．

**key point**　呼吸商とは，摂取した酸素に対する排出した二酸化炭素の量の比（$CO_2$/
$O_2$）であり，この値はエネルギー源として用いられた糖質と脂質の割合
によって変化する．

## 6.6　酸素摂取量

　生体は通常，組織で消費されるのに見合っただけの $O_2$ を体内に
取り込んでおり，1 分間に生体が取り込む酸素の量を**酸素摂取量**
（$\dot{V}O_2$）という．動脈と静脈が含む $O_2$ の量の差を**動静脈酸素較差**
（arterial－venous oxygen difference：**a–vO₂diff**）という．心臓が

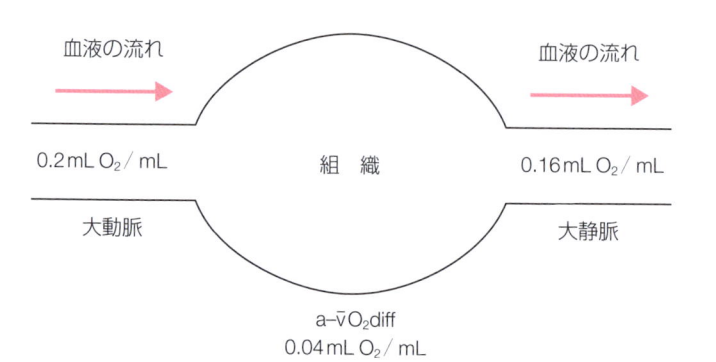

**図 6.6　動静脈酸素較差**
動脈と静脈に含まれる酸素の差を動静脈酸素較差（a–$\bar{\text{v}}$O$_2$diff）という.

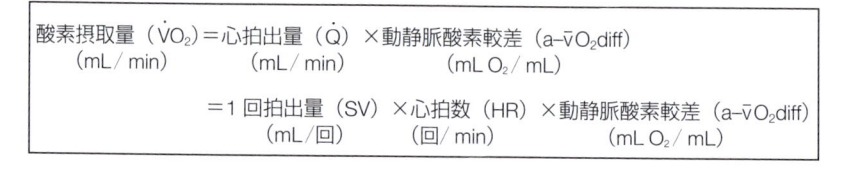

**図 6.7　フィックの法則**
酸素摂取量は，1 回拍出量，心拍数，動静脈酸素較差の積である.

　大動脈へ送り出す血液は 1mL 当たり約 0.2mL の O$_2$ を含んでいる
が，大静脈から戻ってくる血液は全身の組織で O$_2$ が消費されるた
め，その量が減り，安静時では約 0.16 mL O$_2$/mL である．この場
合の動静脈酸素較差は，0.04 mL O$_2$/mL である（図 6.6）．この動
静脈酸素較差に心拍出量（cardiac output：$\dot{\text{Q}}$）を乗じた値が，生
体が消費した酸素の量，すなわち $\dot{\text{V}}$O$_2$ である．心拍出量は，1 回
拍出量（stroke volume：SV）と心拍数（heart rate：HR）の積で
あるから，$\dot{\text{V}}$O$_2$ は，図 6.7 に示す式で表すことができ，このよう
な関係は**フィックの法則**と呼ばれる.

　ヒトに運動を行わせながら $\dot{\text{V}}$O$_2$ を測定すると，ある点までは運
動強度の増加とともに，$\dot{\text{V}}$O$_2$ はほぼ直線的に増加する（図 6.8）.
この $\dot{\text{V}}$O$_2$ の増加は，1 回拍出量，心拍数および動静脈酸素較差の 3
つの要因すべてが増加するためである（表 6.1）．しかし，$\dot{\text{V}}$O$_2$ の
増加は，どこまでも続くのではなく，やがて頭打ちになる（図 6.8）.
この $\dot{\text{V}}$O$_2$ の最大値を**最大酸素摂取量（$\dot{\text{V}}$O$_2$max）**という．フィック
の法則に示されるように，$\dot{\text{V}}$O$_2$max は，1 回拍出量，心拍数，動静
脈酸素較差の各々が最高値に達したときに現れるパラメータである
（表 6.1 の最大作業時）.

　$\dot{\text{V}}$O$_2$max は，絶対値（L/min）で表す場合と，体格による差を
排除するために，体重 1 kg 当たりの相対値（mL/kg/min）で表す
場合とがある．体重 55 kg の A さんと，80 kg の B さんの $\dot{\text{V}}$O$_2$max

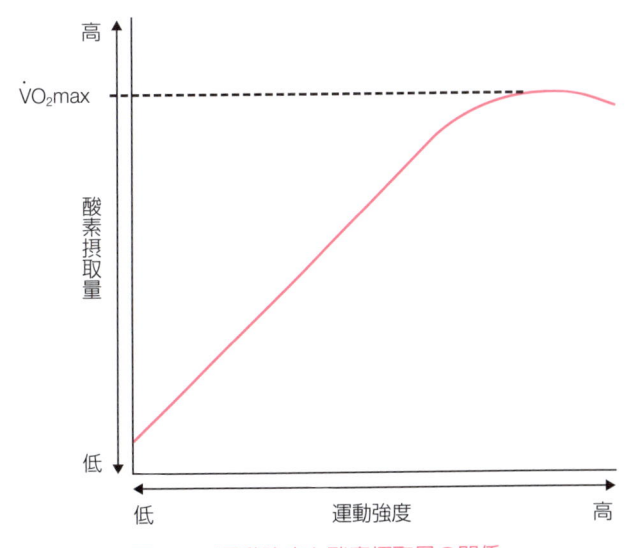

**図 6.8　運動強度と酸素摂取量の関係**

あるところまでは，運動強度の増加とともに酸素摂取量はほぼ直線的に増加するが，やがて頭打ちになる．酸素摂取量の最大値を最大酸素摂取量（$\dot{V}O_2max$）という．

**表 6.1　安静時と最大作業時の酸素運搬系（Fox，1979）**

| | 酸素摂取量<br>（mL／min） | | 1回拍出量<br>（mL／回） | | 心拍数<br>（回／min） | | 動静脈酸素較差<br>（mL O₂／mL） |
|---|---|---|---|---|---|---|---|
| 安　静　時 | 224 | ＝ | 70 | × | 80 | × | 0.040 |
| 最大作業時<br>（非鍛錬者） | 3,276 | ＝ | 120 | × | 195 | × | 0.140 |
| 最大作業時<br>（マラソンランナー） | 4,473 | ＝ | 156 | × | 185 | × | 0.155 |

**表 6.2　最大酸素摂取量の絶対値と相対値**

| | Aさん | Bさん |
|---|---|---|
| 体　重（kg） | 55 | 80 |
| $\dot{V}O_2max$ | | |
| 　絶対値（L／min） | 2.5 | 3.0 |
| 　相対値（mL／kg／min） | 45.5 | 37.5 |

を測定したところ，Aさん：2.5L/min，Bさん：3.0L/minであったとしよう．この2.5L/minと3.0L/minという値は，絶対値である．この絶対値を各々の体重で割ったものが相対値であり，Aさん；45.5mL/kg/min（＝2,500÷55），Bさん；37.5mL/kg/min（＝3,000÷80）となる（表6.2）．

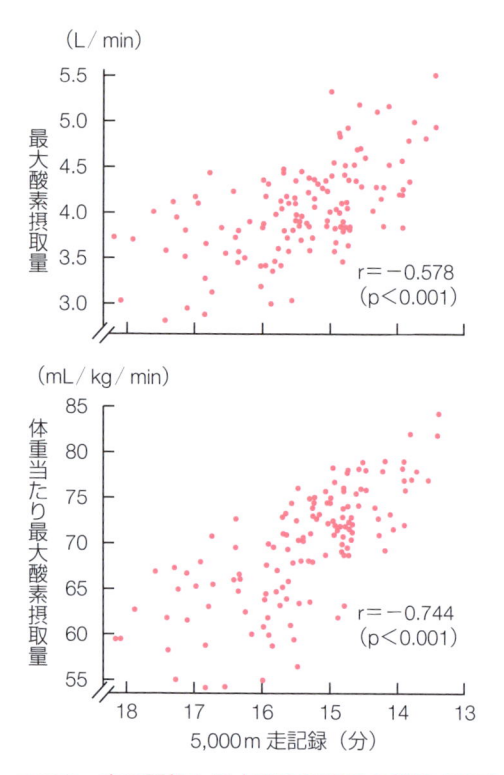

図6.9　5,000m走の記録と最大酸素摂取量の関係（豊岡，1977）
高い最大酸素摂取量を持つ者ほど，優れた記録で5,000mを走ることができる.

図6.9は，5,000m走の記録と$\dot{V}O_2max$の関係を示したものである. ばらつきはあるものの，高い$\dot{V}O_2max$を持つ者ほど，優れた記録で5,000mを走れることがわかる. また，一流スポーツ選手の$\dot{V}O_2max$は，持久能力を必要とされる種目の選手ほど高く（図6.10），これらの例からもわかるように，$\dot{V}O_2max$は，**全身持久力**を示す有効な指標となる.

トレーニングによって，$\dot{V}O_2max$が増加し，持久力は改善される. 最大作業を行っているときの生理的応答を非鍛練者とマラソンランナーとで比較すると，1回拍出量と動静脈酸素較差ともマラソンランナーの方が値が高い（表6.1）. これはトレーニングによる$\dot{V}O_2max$の増加は，この2つのファクターが増加することに主として原因があることを示す. しかしながら，トレーニングによる$\dot{V}O_2max$の改善率は，高くても20%程度であり，誰でもが距離スキーやマラソン選手のように（図6.10），80mL/kg/minを超える高い$\dot{V}O_2max$を持つことができるわけではない.

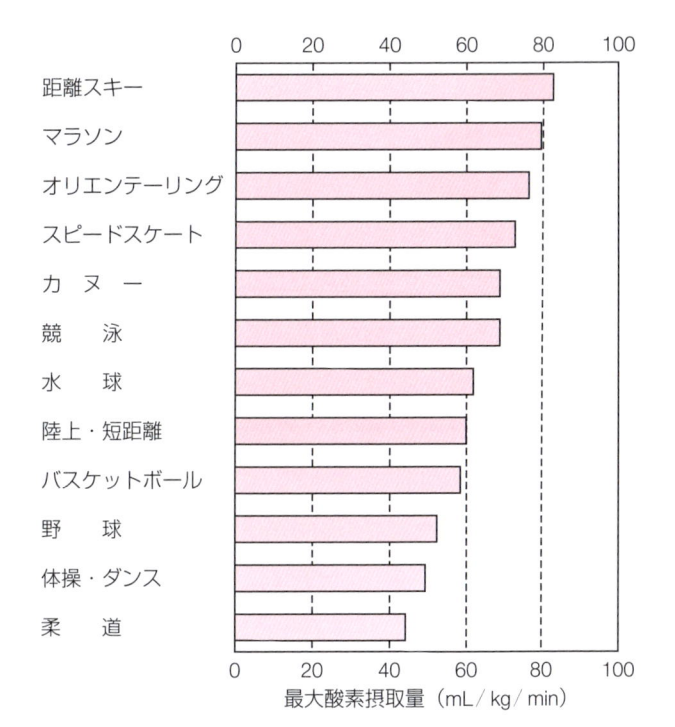

**図 6.10　一流スポーツ選手の最大酸素摂取量（山地，2001 を改変）**
最大酸素摂取量は，持久能力を必要とされる種目の選手ほど高い．

key point

酸素摂取量（$\dot{V}O_2$）とは，生体が 1 分間に体内に取り込む酸素の量のことである．$\dot{V}O_2$ の最大値を最大酸素摂取量（$\dot{V}O_2$max）といい，全身持久力の指標となる．

## 6.7　酸素負債量

　運動開始とともに $\dot{V}O_2$ は増加するが，必要な量の酸素がただちに供給されるわけではなく，初期においては供給が需要を下回る．この酸素の不足分を**酸素借**（oxygen deficit）という（図 6.11 の A の部分）．運動強度が中程度以下のときは，数分以内で需要と供給はバランスがとれた定常状態がおとずれる（図 6.11a）．運動終了とともに $\dot{V}O_2$ は減少するが，速やかに安静時の値にまで減少するわけではなく，しばらくの間，安静時を上回る酸素摂取が続く．これは酸素借を補うためであり，この酸素のことを**酸素負債**（oxygen debt）という（図 6.11 の C の部分）．運動強度が高いと，酸素需要量は供給量を常に上回り，定常状態は出現しない（図 6.11b）．また，運動強度が低い場合と比べると，酸素負債量は増大する．

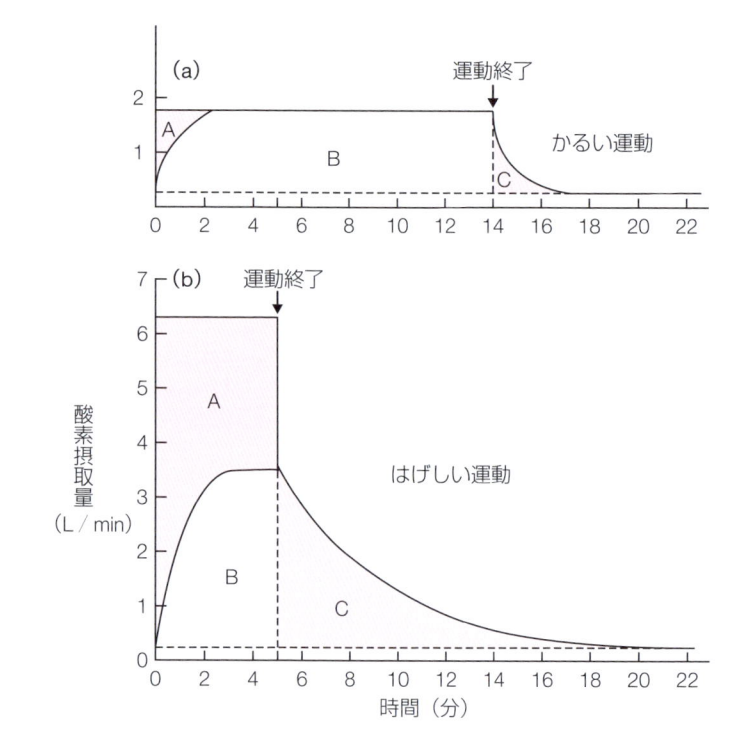

**図 6.11　運動中の酸素摂取量（進藤，1973）**
運動中摂取できなかった酸素は（A），運動後に補われる（C）．運動後に過剰に摂取される酸素を酸素負債量という．

　運動に際しての酸素需要量（図 6.11 の A＋B）に対する酸素負債量の割合（酸素負債量/酸素需要量）は，運動強度によって異なる．たとえば，マラソンではわずか 2 ％であるが，400 m 走では 80 ％にも達する．強度の高い運動を疲労困憊に至るまで行わせると，酸素負債量は最大に達し，これは**最大酸素負債量**と呼ばれる．一般人の最大酸素負債量は 4〜5 L であるのに対し，強度の高い運動を強いられる陸上競技・短距離選手などでは，15 L を超える高い値が認められることがある．最大酸素負債量は，酸素の供給のない状態で行うことのできる作業能力の指標となる．

key point

運動中摂取できなかった酸素を補うため，運動終了後では，しばらくの間，安静時を上回る酸素が摂取される．この運動後に過剰に摂取される酸素を，酸素負債という．最大酸素負債量は，酸素の供給のない状態で行うことのできる作業能力の指標となる．

## 6.8　無酸素性作業閾値

　筋収縮に必要なエネルギー（ATP）の供給は，常に無酸素系

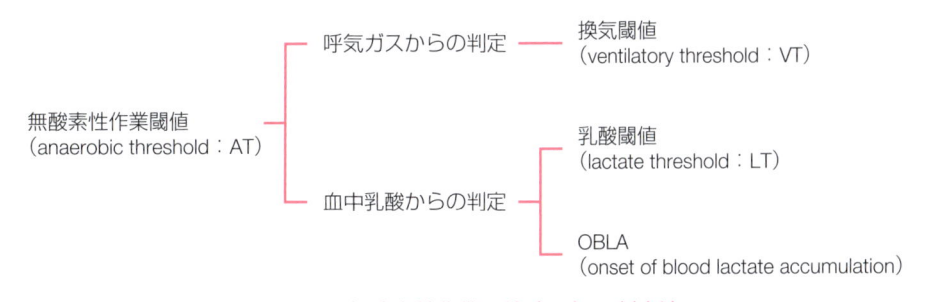

**図 6.12 無酸素性作業閾値（AT）の判定法**
無酸素性作業閾値には，大きく分けて 2 種類の判定方法があり，判定法により AT の呼び名が異なる．

（ATP–PCr 系および解糖系）と有酸素系の両方によってなされるが，運動強度が増すにつれ，無酸素系が寄与する割合が高まる．無酸素系の寄与率が一定の値を超える点の運動強度を**無酸素性作業閾値**（anaerobic threshold：**AT**）という．

ATの判定法には，大きく分けて 2 種類のものがある．1 つは呼気ガスから，もう 1 つは血中乳酸から判定する方法であり，判定法により AT の呼び名も異なる（図 6.12）．

呼気ガスによる判定法では，運動負荷を徐々に増加していくテスト（漸増運動負荷テスト）を行いながら，呼気を採取・分析する．$CO_2$ の排出量および換気量は，途中までは，運動強度の増加とともに直線的に推移するが，ある強度を超えると非直線的に増加し始める点が出現する（図 6.13）．この点が AT であり，このような方法で判定される AT は，**換気閾値**（ventilatory threshold：**VT**）と呼ばれる．

血中乳酸から判定する方法では，血液を採取し含まれる乳酸の濃度を測定する．この方法では 2 種類の基準がある．1 つは，運動強度の増加に対して乳酸が安静時以上に蓄積し始める点であり，これを**乳酸閾値**（lactate threshold：**LT**）という．VT と LT はほぼ一致し，一般人では，$\dot{V}O_2max$ の 50〜60 ％に相当する．もう 1 つの基準は血中乳酸濃度が 4 mmol/L に達した点であり，これは**OBLA**（onset of blood lactate accumulation）と呼ばれる．OBLA は VT や LT より高く，$\dot{V}O_2max$ の約 80 ％（この運動強度を 80 ％ $\dot{V}O_2max$ と表す）である．

図 6.14 は，マラソン競技の走速度と LT での走速度の関係を表したものである．両者の間にはきわめて高い正の相関関係が認められ，これは AT が $\dot{V}O_2max$ と同様に**持久能力**の有用な**指標**であることを示している．前述のように，特別なトレーニングを行っていない人の VT および LT は，50〜60 ％ $\dot{V}O_2max$ であるが，AT はトレーニングによって増加し，持久性競技選手では 70〜80 ％ $\dot{V}O_2max$ と高い値が観察される．トレーニングによって AT が増

6 章　運動と呼吸　　63

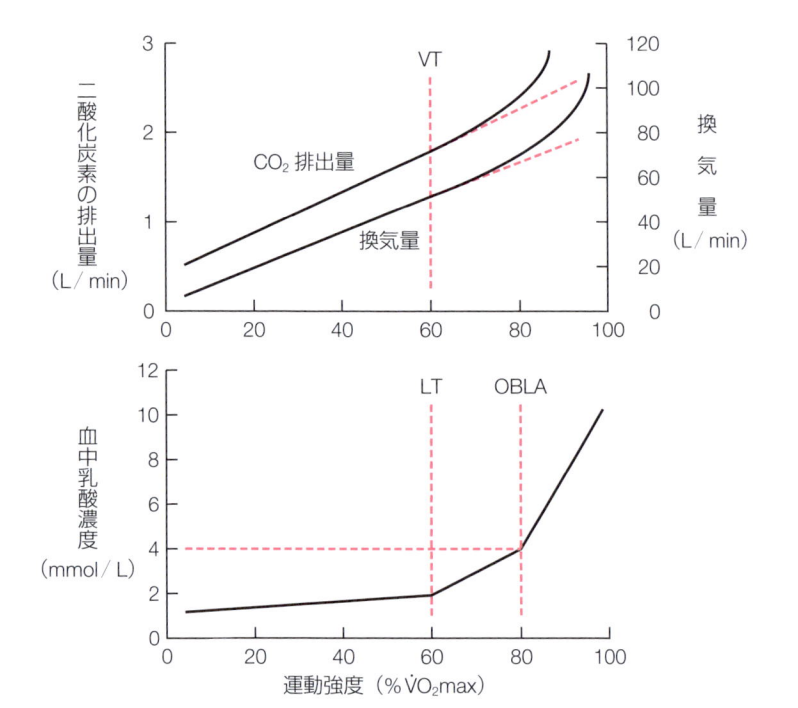

**図 6.13　漸増運動負荷テストにおける呼気ガスおよび血中乳酸濃度の変化**
各パラメータに，運動強度の増加に対し，その増加率が変化する変曲点が存在し，そ
れが AT の判定に用いられる．

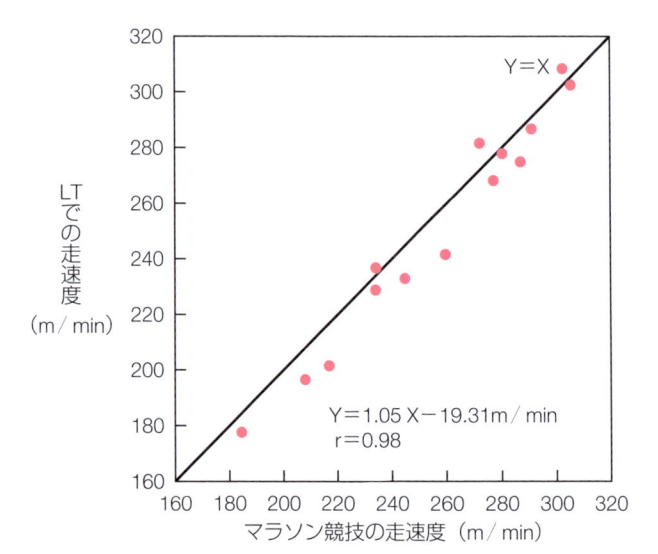

**図 6.14　乳酸閾値（LT）での走速度とマラソン競技における走速度との比較**
　　　　（Davis，1985）
LT での走速度はマラソン競技の走速度とほぼ一致する．

すのは，筋収縮に必要な ATP の多くを脂質から得ることが可能となり，解糖系への依存度が減少すること，またミトコンドリアや毛細血管数が増大し，筋線維の酸化能力が高まることなどにその原因がある．

 **key point** 無酸素性作業閾値（AT）とは，エネルギー供給において，無酸素系の寄与率が一定値を超える点の運動強度であり，全身持久力の指標となる．

## ◆ 要 約 ◆

1. 肺胞ガスと血液間および血液と細胞間における酸素と二酸化炭素の受け渡しは，拡散によって行われる．拡散速度は，気体の濃度差や血管と組織とが接している面積などに依存する．

2. 酸素は，血中のヘモグロビンと化学的に結合して組織に運搬される．酸素分圧と酸素飽和度の関係を示す曲線を酸素解離曲線という．二酸化炭素分圧が増加したり pH が低下したりすると，酸素解離曲線は右方向にシフトする．この変化は酸素分圧が同じ条件下でも，組織に対してより多くの酸素が供給されるように作用する．

3. 二酸化炭素は血液中の酵素の働きにより，水素イオンと重炭酸イオンに解離して運搬される．

4. 摂取した酸素と排出した二酸化炭素の比（$CO_2/O_2$）を呼吸商という．この値はエネルギー源として用いられる糖質と脂質の割合によって変化し，糖質が多いほど 1.0 に，脂質が多いほど 0.7 に近づく．

5. 1 分間に体内に取り込む酸素の量を酸素摂取量（$\dot{V}O_2$）といい，またその最大値を最大酸素摂取量（$\dot{V}O_2max$）という．$\dot{V}O_2max$ は，全身持久力の指標となる．また，$\dot{V}O_2$ は，「1 回拍出量（SV）×心拍数（HR）×動静脈酸素較差（a–$\bar{v}O_2$diff）」で表すことができる．

6. 運動終了後に，安静時の値を超えて摂取される酸素の量を酸素負債量といい，またその最大値を最大酸素負債量という．最大酸素負債量は，酸素の供給のない状態で行うことのできる作業能力の指標となる．

7. 無酸素性作業閾値（AT）とは，エネルギー供給において，無酸素系の寄与率が一定値を超える点の運動強度であり，全身持久力の指標となる．AT の判定法にはいくつかあり，呼気ガスから判定される場合は換気閾値（VT）と呼び，血中乳酸から判定されるものは乳酸閾値（LT）と呼ばれる．

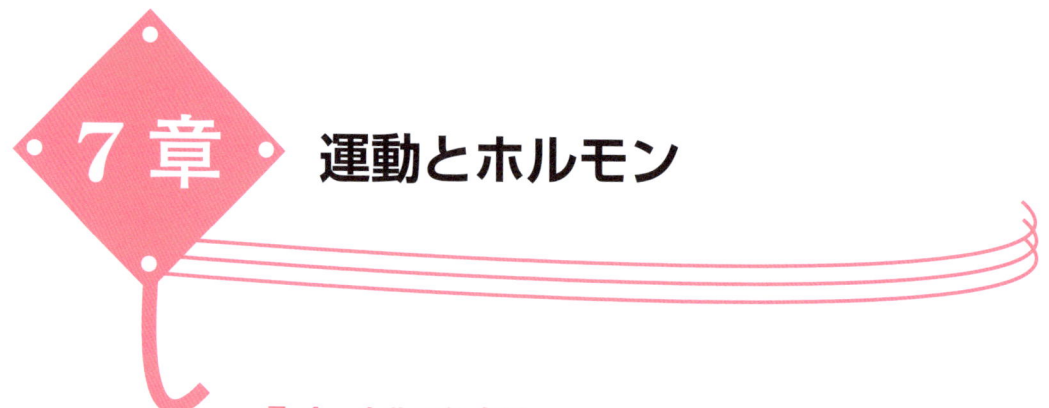

## 7.1 ホルモンとは

　臓器が導管を通して化学物質を放出する現象は，外分泌と呼ばれる．これに対して，導管を持たず細胞から直接化学物質を血中あるいはリンパ液中に分泌する臓器があり，これらをまとめて**内分泌腺**という．**ホルモン**とは，この内分泌腺で産生される化学物質の総称であり，細胞の働きを調節する役割を担っている．大部分のホルモンには，

（1）体液を介して運搬される
（2）きわめて微量で反応が生じる
（3）標的となる細胞（標的細胞）に特異的に働きかける

などの特徴がみられる．このほか，体液を介さず産生された組織に作用するホルモンもあり，これを**組織ホルモン**と呼び区別する場合がある．身体の主要な内分泌腺を図 7.1 に，またおもなホルモンとその作用を図 7.2 に示した．

 **key point**　ホルモンとは，内分泌腺で産生される化学物質である．

## 7.2 ホルモンの種類

　ホルモンは構造上の違いから，**ステロイドホルモン**と**非ステロイドホルモン**とに大別することができる．ステロイドホルモンは脂質であるコレステロールからつくられており，そのためにそれらは脂溶性である．脂溶性であるがために，脂質からできている細胞膜を通過することができる．一方，非ステロイドホルモンは脂溶性ではなく，細胞膜を容易に通過することはできない．

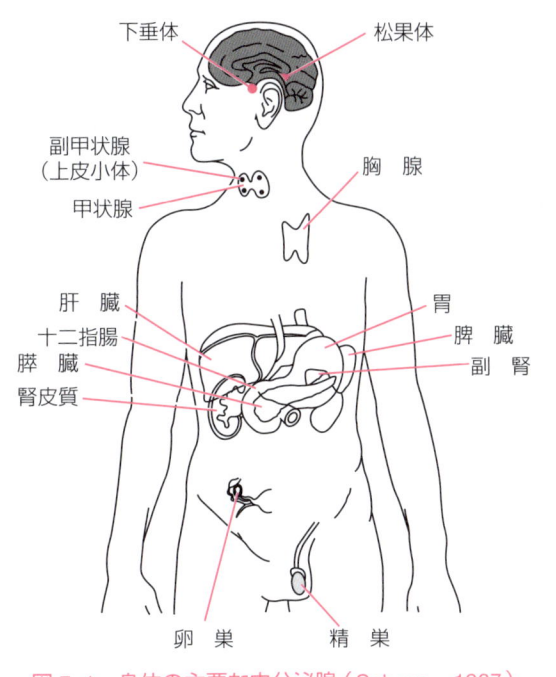

**図 7.1　身体の主要な内分泌腺（Scheve，1987）**
導管を持たず細胞から直接化学物質を分泌する臓器を内分泌腺という．身体には多くの内分泌腺がある．

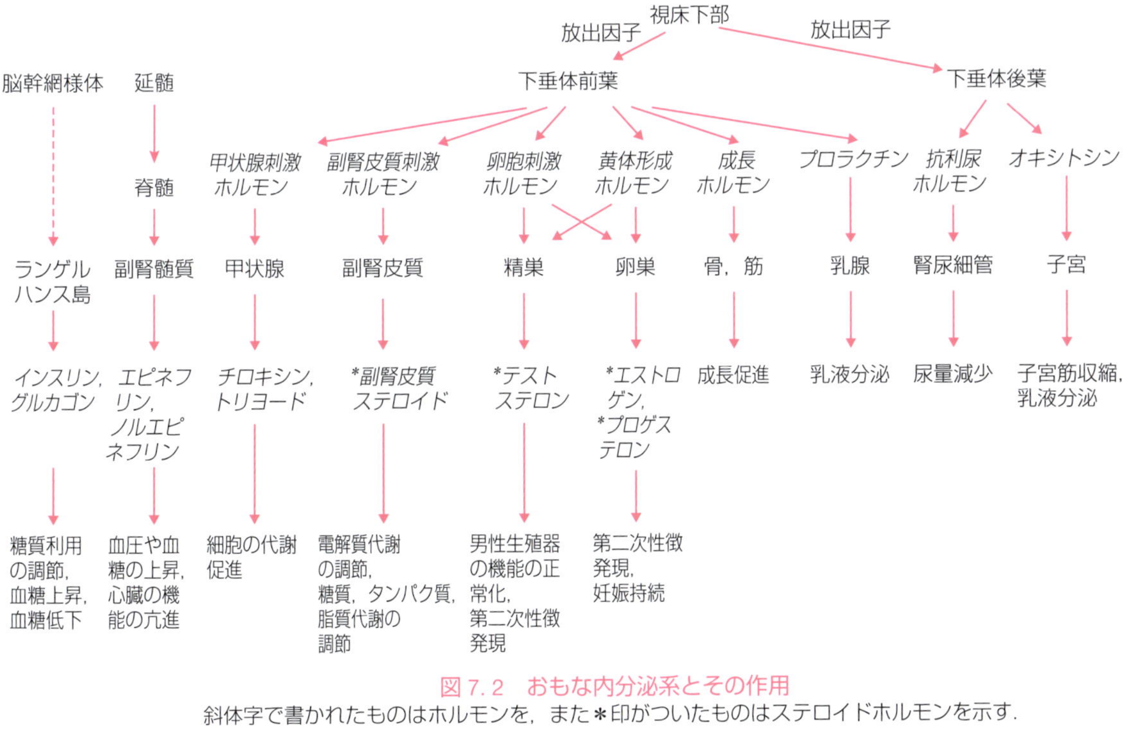

| 脳幹網様体 | 延髄 | 甲状腺刺激ホルモン | 副腎皮質刺激ホルモン | 卵胞刺激ホルモン | 黄体形成ホルモン | 成長ホルモン | プロラクチン | 抗利尿ホルモン | オキシトシン |
|---|---|---|---|---|---|---|---|---|---|

視床下部　放出因子　　　　放出因子

下垂体前葉　　　　　　　　　下垂体後葉

↓脊髄

| ランゲルハンス島 | 副腎髄質 | 甲状腺 | 副腎皮質 | 精巣 | 卵巣 | 骨，筋 | 乳腺 | 腎尿細管 | 子宮 |
|---|---|---|---|---|---|---|---|---|---|
| *インスリン,グルカゴン* | *エピネフリン,ノルエピネフリン* | *チロキシン,トリヨード* | *\*副腎皮質ステロイド* | *\*テストステロン* | *\*エストロゲン,\*プロゲステロン* | 成長促進 | 乳液分泌 | 尿量減少 | 子宮筋収縮,乳液分泌 |
| 糖質利用の調節,血糖上昇,血糖低下 | 血圧や血糖の上昇,心臓の機能の亢進 | 細胞の代謝促進 | 電解質代謝の調節,糖質，タンパク質,脂質代謝の調節 | 男性生殖器の機能の正常化,第二次性徴発現 | 第二次性徴発現,妊娠持続 | | | | |

**図 7.2　おもな内分泌系とその作用**
斜体字で書かれたものはホルモンを，また＊印がついたものはステロイドホルモンを示す．

## 7.3 ホルモンと受容体

　ホルモンが体液の流れにのって運ばれ，全身の多くの細胞と接触するにもかかわらず，標的細胞にしか作用しないのは，個々の細胞に**受容体**と呼ばれる器官が存在するからである．ホルモンと受容体の関係は，鍵（ホルモン）と鍵穴（受容体）に例えられる．鍵穴の形と一致した鍵でしか，鍵を掛けたり外したりできないように，ホルモンと結合できる受容体が決まっており，その受容体と結合してホルモンは初めて機能する．したがって，あるホルモンと接触しても，そのホルモンの受容体を持たない細胞に対しては，ホルモンは何ら働きかけをしないのである．

**key point**　ホルモンは受容体と結合し，初めて機能する．

## 7.4 ホルモンが作用するメカニズム

### a．ステロイドホルモン

　細胞膜を通過したステロイドホルモンは，細胞内部に存在する受容体と結合し，**ホルモン－受容体複合体**を形成する（図 7.3）．こ

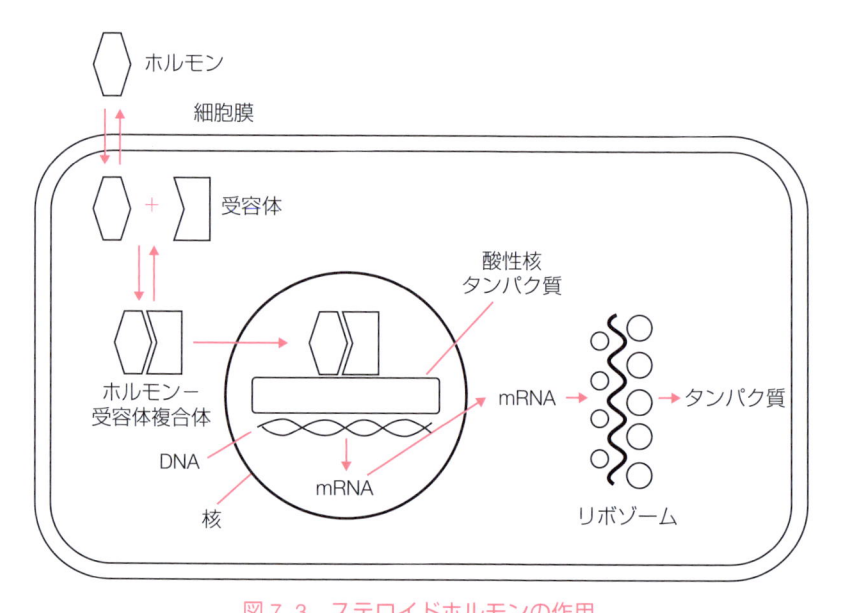

**図 7.3　ステロイドホルモンの作用**
ステロイドホルモンは細胞内部で受容体と結合し，ホルモン－受容体複合体を形成する．複合体は，酸性核タンパク質を介して DNA に働きかけ，特定のタンパク質の合成を促進する．

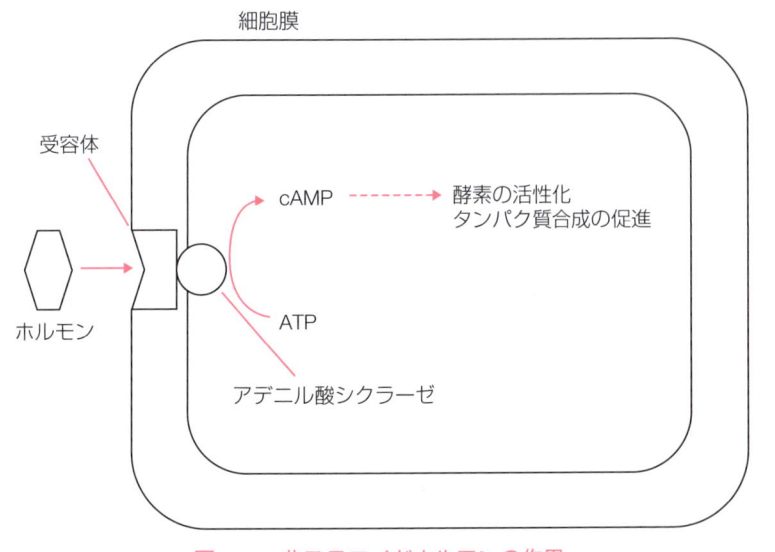

**図7.4 非ステロイドホルモンの作用**
細胞膜上に存在する受容体に非ステロイドホルモンが結合すると，cAMP などのセカンドメッセンジャーが産生され，その作用により細胞内で種々の変化が起こる．

の複合体は核内に運ばれ，そこに存在する酸性核タンパク質と結合する．するとこのタンパク質は DNA に働きかけ，特定の遺伝子の転写を促し，そのためにタンパクの合成が促進される．

### b．非ステロイドホルモン

　前述のように，非ステロイドホルモンは細胞膜を通過することはできない．これらの受容体のほとんどは，細胞膜上にあり機能している（図7.4）．ホルモン自身が指令を伝えるファーストメッセンジャーだとすると，細胞内にはファーストメッセンジャーの刺激に応じて産生され，指令をさらに細胞内部へ伝える物質，すなわちセカンドメッセンジャーが存在する．サイクリックアデノシン一リン酸（cyclic adenosine monophosphate：cAMP）は，多くの細胞で作用するセカンドメッセンジャーである．非ステロイドホルモンが受容体に結合すると，アデニル酸シクラーゼと呼ばれる酵素が活性化され，ATP から cAMP が産生される．cAMP は複雑な過程を経て，最終的に細胞内にさまざまな変化をもたらす．ここでは cAMP を介したしくみを紹介したが，これは典型的な例であり，cAMP 以外の物質をセカンドメッセンジャーに用いるホルモンも存在する．

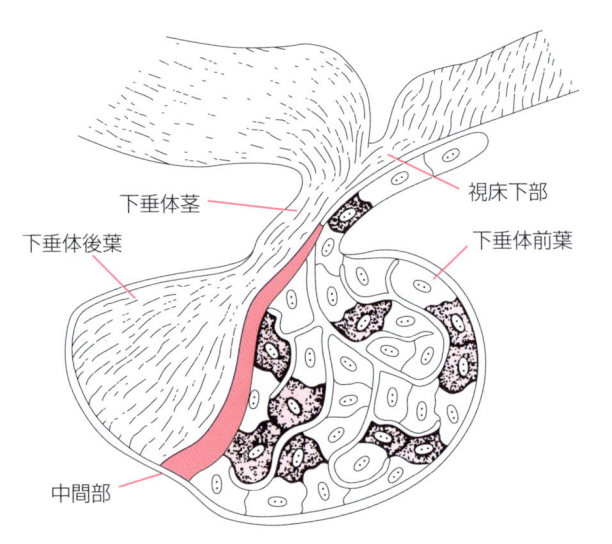

図7.5　下垂体と視床下部（Scheve，1987）

視床下部からの刺激に応じ，下垂体から各種の刺激ホルモンが放出される．刺激ホルモンは標的の内分泌腺に運ばれ，そこでのホルモンの分泌を促進する．

## 7.5　ホルモン分泌の調節

　ホルモンは，必要に応じて過不足なく分泌されることが重要であるが，分泌量はどのようにして調節されているのであろうか．間脳にある**視床下部**とその下方に位置する**下垂体**が，内分泌腺の働きを制御する中枢の役目を果たしている（図7.1および図7.5）．視床下部では，多種の放出因子（releasing factor）といわれる化合物が合成される．放出因子と呼ばれるのは，それらが下垂体にまで運ばれると，各々の放出因子に反応して，下垂体ホルモンが分泌されるからである（図7.2）．たとえば，甲状腺刺激ホルモン放出因子に対しては甲状腺刺激ホルモンが，あるいはプロラクチン放出因子に対してはプロラクチンが放出される．**刺激ホルモン**と呼ばれるものは，標的の内分泌腺に到達すると，そこでのホルモンの分泌を促す（図7.2）．甲状腺，副腎皮質，精巣，卵巣などが刺激ホルモンの働きにより，分泌が調節されている器官である．

 key point　ホルモンの多くは，視床下部の働きによってその分泌が調節されている．

## 7.6　身体活動に関与するホルモンの作用

### a．副腎髄質ホルモン

　副腎は腎臓の上部にあり，左右一対で1個の重量は約5～7gである．この組織は，内部の髄質とそれを包んでいる皮質の2つの部分に分けられ，髄質では**エピネフリン**と**ノルエピネフリン**の2種類のホルモンが産生されている．エピネフリンは**アドレナリン**，ノルエピネフリンは**ノルアドレナリン**とも呼ばれる．エピネフリンとノルエピネフリンに，この2つの前駆物質であるドーパミンを加えた3つの化合物をまとめて**カテコールアミン**という．

　エピネフリンとノルエピネフリンとでは働きはまったく同じではないが，共通したところが多く，
- （1）心拍出量の増加
- （2）筋および肝臓におけるグリコーゲンからグルコースへの分解促進
- （3）血中グルコース（血糖）および血中遊離脂肪酸濃度の上昇
- （4）血管の収縮および拡張
- （5）血圧の上昇

などの生理作用を持つ．

　カテコールアミンの分泌量は運動によっても変化するが，それだけではなく心理的状態にも左右される．このことは，畑で熊に出会った様子を引き合いに説明されることが多い．熊と出くわした限りは，逃げるか闘うかしなければ，死をまぬがれることはできないが，何分突然のことであり，からだはまだ活動できる状態ではない．この時体内では，熊と出会った恐怖感によってカテコールアミンの分泌が促され，前述のような変化が生ずる．その結果，運動に重要な器官（脳，筋，心肺系，肝臓など）の活動体制が整えられ，身体は激しい活動を行うのに適した状態になる．このように，カテコールアミンは，「闘争あるいは逃走反応」の重要な因子である．

### b．副腎皮質ホルモン

　副腎皮質からは数十種類のステロイドホルモンが分泌されており，それらは**コルチコイド**と総称されている．コルチコイドの中でおもなものとしては，**電解質コルチコイド**（mineralocorticoid）と**糖質コルチコイド**（glucocorticoid）をあげることができる．電解質コルチコイドで代表的なものは**アルドステロン**であり，腎臓における $Na^+$ の再吸収を促進し，体液中の $Na^+$ の濃度を増すように作用する．糖質コルチコイドで代表的なものは**コルチゾール**である．

　糖質コルチコイドの影響は多岐に及び，

（1）肝臓におけるグリコーゲン合成の促進,

（2）肝臓以外の末梢組織におけるグルコース取り込みの抑制,

（3）血中グルコース濃度の上昇,

（4）肝臓以外の末梢組織におけるアミノ酸の分解促進,

（5）脂肪細胞における脂肪分解の促進,

（6）炎症およびアレルギー症状の緩和,

などの作用を持つことが知られている.

### c. 膵臓ホルモン

膵臓には, 消化液を分泌する外分泌部と組織内に点在する内分泌部とがある. 内分泌細胞は, 一つ一つがばらばらに位置しているわけではなく, いくつかが集まり集合体を形成している. この集合体は**ランゲルハンス島**と呼ばれており, **インスリン, グルカゴン, ソマトスタチン**が, ここで産生される代表的なホルモンである. インスリンは, 糖の代謝を調節することが主たる役割であり, 末梢組織, 特に筋におけるグルコース取り込みを促進し, 血中グルコース濃度を低下させる. 糖尿病の原因の1つが, このホルモンの分泌量が低下することにあり, インスリン欠乏に起因する糖尿病のことを1型糖尿病という. これに対して, インスリンは分泌されているが, それに対する筋の反応性が低下することが原因で起こる糖尿病を2型糖尿病という.

インスリンとは逆に作用するのがグルカゴンである. このホルモンは, 肝臓におけるグリコーゲンからグルコースへの変換を促進させることにより, 血中グルコース濃度を上げるよう働きかける. また, 肝臓でのグルコースの合成を促進する役割も担っている.

### d. 成長ホルモン

下垂体前葉から分泌される**成長ホルモン**は, 骨格筋におけるタンパク質の合成や軟骨形成を促進することなどがおもな生理作用であり, 生体が正常に成長するためには, なくてはならないホルモンである. このホルモンはエネルギー供給面からは, 血中グルコース濃度の上昇や脂肪細胞におけるトリグリセリドの分解促進などの作用を持つ.

## 7.7　運動時の代謝調節

運動時には, 骨格筋でのエネルギー消費量は安静時の数倍から数十倍に高まり, 糖質（炭水化物）と脂質がこれに必要とされるエネルギーのおもな供給源である. ここでは, 運動時の糖質と脂質の代謝調節に対して, 種々のホルモンがどのようにかかわっているのか

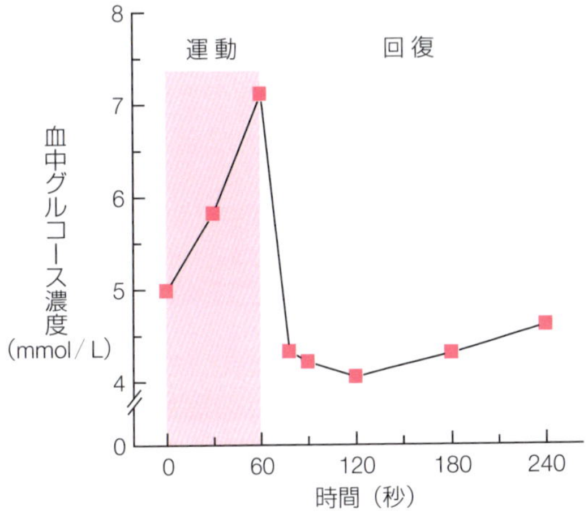

**図7.6　1分間のスプリント運動時の血中グルコースの変化**（Wilmore と Costill，1999）
強度の高い運動を行うと，カテコールアミンの働きにより，血中グルコースの濃度が急激に高まる．

をみることにする．

### a．糖　質

　運動時に筋で消費される糖質としては，筋中に貯蔵されているグリコーゲンと血中のグルコースが利用される．血中グルコース濃度は，肝臓から放出されるものと筋で取り込まれるものとの量的なバランスによって左右される（図1.6，p4）．

　図7.6は，スプリント運動を行った時の血中グルコースの変化を示している．運動中この値は増加し続け，運動を中止すると急激に減少し，速やかに安静時のレベル付近に戻る．このような変化は，なぜ起こるのであろうか．カテコールアミンは，肝臓におけるグリコーゲンからグルコースへの変換を促進し，血中グルコース濃度を増加させる作用を持つホルモンの1つである（表7.1）．カテコールアミンの分泌量は，行う運動強度と密接な関係があり，**強度が高ければ高いほど副腎髄質からの分泌量が増加する**．したがって，スプリント運動のようなきわめて強度が高い運動では，カテコールアミンの作用により，血中グルコース濃度は急激に高まることになる．しかしながら，このような高強度運動中では，筋に存在するグリコーゲンが第1に使用され，血中グルコースはあまり用いられないため（図1.11，p8），その濃度が高まるのである．一方，運動が終了すると，カテコールアミンの分泌量が低下するとともに，減少した筋グリコーゲンを補充するために，筋による血中グルコースの取り込みが開始され，その濃度は低下する．

　短時間運動の場合と同様に長時間運動時にも，肝臓からのグル

7章　運動とホルモン　73

表7.1　運動時の糖質および脂質の代謝に関与するホルモン

**糖質の代謝を促進するホルモン**

| ホルモン名 | 内分泌腺 | 作用部位 | 作　　用 |
| --- | --- | --- | --- |
| カテコールアミン | 副腎髄質 | 肝臓，筋 | グルコースへの変換促進→血糖値上昇 |
| グルカゴン | 膵臓 | 肝臓 | グルコースへの変換促進→血糖値上昇 |
| コルチゾール | 副腎皮質 | 肝臓 | 糖新生の促進，骨格筋におけるグルコース取り込み抑制 |
| インスリン | 膵臓 | 大部分の細胞 | 血中グルコースの取り込み促進→血糖値低下 |

**脂質の代謝を促進するホルモン**

| ホルモン名 | 内分泌腺 | 作用部位 | 作　　用 |
| --- | --- | --- | --- |
| カテコールアミン | 副腎髄質 | 脂肪組織 | 脂肪の分解促進→血中 FFA 増加 |
| コルチゾール | 副腎皮質 | 脂肪組織 | 脂肪の分解促進→血中 FFA 増加 |
| 成長ホルモン | 下垂体前葉 | 脂肪組織 | 脂肪の分解促進→血中 FFA 増加 |

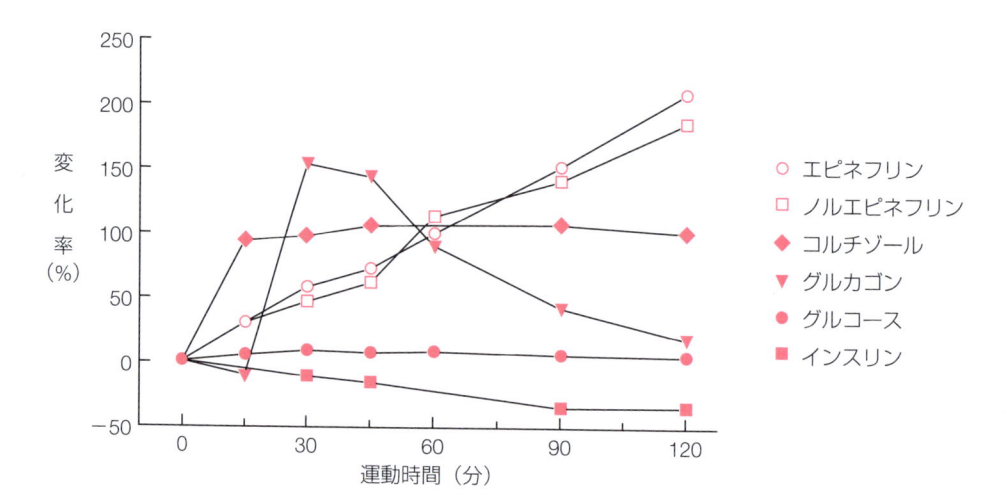

図7.7　長時間運動時の血中グルコースおよび血中ホルモン濃度の変化（Wilmore と Costill, 1999 および Felig と Wahren, 1975 を改変）
長時間運動時では，肝臓からのグルコース放出が増大するが，筋によるグルコース取り込みも増すため，血中グルコース濃度はほぼ一定に保たれる．肝臓における変化は，グルコースの放出を促進するいくつかのホルモンの分泌量が高まることによって起こる．

コースの放出を促進するホルモンの分泌が高まる（表7.1 および図7.7）．しかし，筋によるグルコース取り込み量も増加するため，血中グルコース濃度はほぼ一定に保たれる（図7.7）．筋のグルコース取り込みの増大は，インスリンの分泌量の増大によってもたらされるように考えられるが，実際はこのホルモンの分泌量は逆に減少する（図7.7）．それにもかかわらず，グルコースの取り込みが増大するのは，筋細胞のインスリンに対する感受性が増す（少ない量でも作用が変わらない）ことや，収縮そのものがインスリンとは無関係に，グルコースの取り込みを亢進させるよう作用することに原

因がある．図7.7に示されるように，運動中，血中グルコース濃度はかなり長い時間一定に保持される．しかし，肝臓のグリコーゲンが枯渇すると，グルコースの放出量が低減し，血中グルコース濃度は徐々に低下する．

**key point** カテコールアミン，コルチゾール，グルカゴンなどの作用により，肝臓からのグルコースの放出量が増す．

### b．脂　質

　運動の継続時間が長くなればなるほど，エネルギー供給に対する脂質の関与が高まり，筋への脂質運搬の重要性が増す．脂質は脂肪組織ではトリグリセリドとして蓄えられている．トリグリセリドは遊離脂肪酸（free fatty acid：FFA）とグリセロールに分解され，血中に放出される（図1.7，p5）．筋は血中からこのFFAを取り込み，エネルギー産生に利用している．筋のFFA取り込み量は，血中FFA濃度に依存する（濃度が高いほど，多く取り込まれる）ため，脂肪組織におけるトリグリセリドの分解が，筋での脂質利用のキーとなる．

　トリグリセリドの分解は**リパーゼ**と呼ばれる酵素によってなされ，カテコールアミン，コルチゾール，成長ホルモンなどが，リパーゼの作用を高める（活性化する）ことが知られている（表7.1）．運動中，血中FFAの濃度は2倍以上にまで増加するが，これはこれらのホルモンの分泌量が増すためである．

**key point** 血中遊離脂肪酸の濃度が増加するのは，カテコールアミン，コルチゾール，成長ホルモンなどの働きによって，トリグリセリドの分解が亢進するためである．

### ◆　要　約　◆

1. ホルモンとは内分泌腺で産生される化学物質であり，構造上の違いから，ステロイドホルモンと非ステロイドホルモンに大別することができる．
2. ホルモンには各々に対応する受容体があり，その受容体と結合して初めて機能する．したがって，受容体を持たない細胞に対しては，ホルモンは作用しない．
3. ステロイドホルモンは細胞内に存在する受容体と結合し，特定のタンパク質の合成を促す．一方，非ステロイドホルモンは，

細胞膜に存在する受容体と結合し，細胞内部に変化を生じさせる．

4. 多くのホルモンは，間脳にある視床下部の働きによって，その分泌が調節されている．

5. 肝臓からのグルコース放出は，カテコールアミン，コルチゾール，グルカゴンなどによって，また，脂肪細胞からの遊離脂肪酸の放出は，カテコールアミン，コルチゾール，成長ホルモンなどによって促進される．運動中，これらのホルモンの分泌量が増し，血中グルコースや血中遊離脂肪酸の濃度が高まる．筋はこれらを細胞内部に取り込み，運動に必要なエネルギーを賄う．

# 8章 筋疲労の要因

　一定強度の運動を継続して行おうと努力しても，いつかはその強度を維持するのが不可能なポイントが訪れる．これは筋が必要な**張力やパワーを発揮すること**ができなくなるためであり，この現象を一般に**筋疲労**という．筋疲労が起こるメカニズムは複雑で，生体内の多くの種類の細胞あるいは1つの細胞内であってもその中の多くの小器官が関与する．本章では，筋疲労を招くいくつかのメカニズムについて考えてみたい．

key point
筋疲労とは，一定の張力あるいはパワーを発揮し続けることができなくなる現象を指す．

## 8.1　神経情報の伝導・伝達における変化

### a．運動神経細胞
　ヒトに最大努力で繰り返し収縮（**最大随意収縮**）を行わせると，張力の低下とともに，速筋線維を支配する運動神経細胞が発するインパルスの**発火頻度**が約2/3に減少する．この時，中枢（脳）から運動神経細胞へのインパルスは筋疲労が起こる前と比較して変化していない．このことは，発火頻度減少の原因は，運動神経細胞（図8.1［1］）の**興奮性が低下**したことにあることを示す．

### b．神経・筋接合部
　運動神経線維の末端は，筋線維に接しており，この部位を**神経・筋接合部**という（図8.1［2］）．神経の末端と筋線維の膜（形質膜）とは実際には直接接しているわけではなく，わずかな隙間がある．インパルスが神経線維を伝わって（伝導され）ここに到達すると，神経側から**アセチルコリン**と呼ばれる化学物質が放出され，形質膜へ情報が伝達される．きわめて強度の高い収縮を繰り返して行うと，神経・筋接合部におけるアセチルコリンを介した**伝達機能が低下**し，これが筋疲労の原因となる．

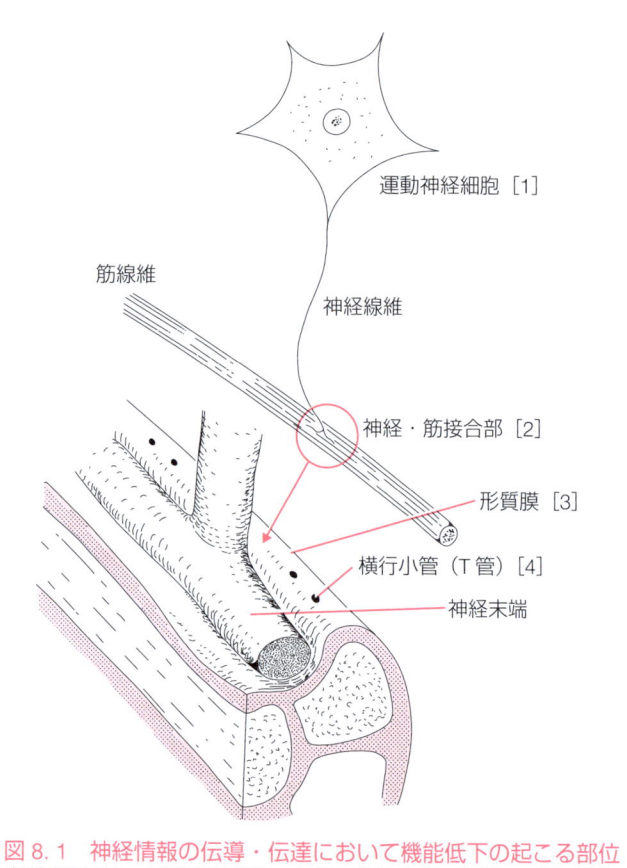

図 8.1　神経情報の伝導・伝達において機能低下の起こる部位

繰り返し収縮を行うと，運動神経細胞，神経・筋接合部，筋鞘，T管に機能の低下が発生する.

### c．筋鞘および T 管

　形質膜がアセチルコリンを受け取ると，再びインパルスが発生し，膜上を筋線維の長軸に沿って両方向に走る．形質膜にはところどころに，膜を貫くように穴があいており，この穴は**横行小管（T 管）**と呼ばれる（図 1.4，p3 および図 8.1［4］）．インパルスは T 管を通じ筋線維の内部へ入り情報を伝える．収縮を繰り返して行うと，形質膜（図 8.1［3］）あるいは T 管（図 8.1［4］）におけるインパルスの**伝導機能の低下**が生じる.

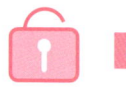 key point

収縮を繰り返すと，神経の情報が十分筋線維に伝わらなくなり，これが筋疲労の原因の 1 つとなる.

## 8.2 筋線維内部における変化

### a．アデノシン三リン酸（ATP）

　筋収縮に必要なエネルギーは，ATPから得られるため，仮に，筋線維内のATPの濃度が大きく低下すると，筋原線維の収縮活動に重大な影響を与えることになる．しかし，ヒトに随意運動を疲労困憊まで行わせても，筋内のATPの濃度は20～25％以上減少することはない．この程度の減少によって，筋原線維の活動に支障をきたすことはない．したがって，筋疲労の原因をATPの濃度の低下に帰すには，変化量が少なすぎるといえる．

### b．水素イオン濃度（pH）

　30秒から3分程度で疲労困憊に至るような**強度の高い運動**を行うと，ATPを再合成するために解糖系の代謝が高まり，**乳酸**が産生される（図1.11および図1.12，p8）．乳酸は溶液中では**水素イオン**を放出するため，筋細胞内の**pHの低下**が起こる．筋線維内のpHは安静時では7.0～7.1に保たれているが，高強度運動を疲労困憊に至るまで行うと，6.4近くまで低下する．この現象（pHの低下）は，**乳酸性アシドーシス**と呼ばれる．

　これまで，乳酸性アシドーシスが，高強度運動による筋疲労のおもな原因であると考えられてきたが，近年これが誤りであることが指摘されている．乳酸性アシドーシスが筋疲労の原因であることを示すこれまでの研究の多くでは，安定した実験結果を得るために，体温よりもかなり低い温度条件で実験が行われてきた．最近になり，体温により近い状態で実験を行うことが可能となり，pHの影響が再調査された．その結果，温度が低い場合は（25℃以下），張力，最大収縮速度ともに10～30％低下するが，温度が高い場合（30℃以上）はほとんど変化しないか，変化したとしてもごくわずかであることが明らかになった（図8.2a, 2b）．これらのことから，**pHが低下**しても，生体内では従来考えられてきたほど，筋の**収縮機能は大きく低下しない**と考えられる．

### c．無機リン酸

　筋線維の収縮・弛緩は，**細胞内のカルシウム（$Ca^{2+}$）濃度**によって調節されている．ほとんどの$Ca^{2+}$が筋小胞体（SR）の中にあり（図1.4，p3および図8.3），細胞内の$Ca^{2+}$濃度が低く保たれているときは（$0.1\mu M$以下），筋原線維の活動は起こらず，弛緩した状態にある．神経からのインパルスがT管に達すると，T管からSRの$Ca^{2+}$放出チャネルにシグナルが送られ，それに反応しチャネ

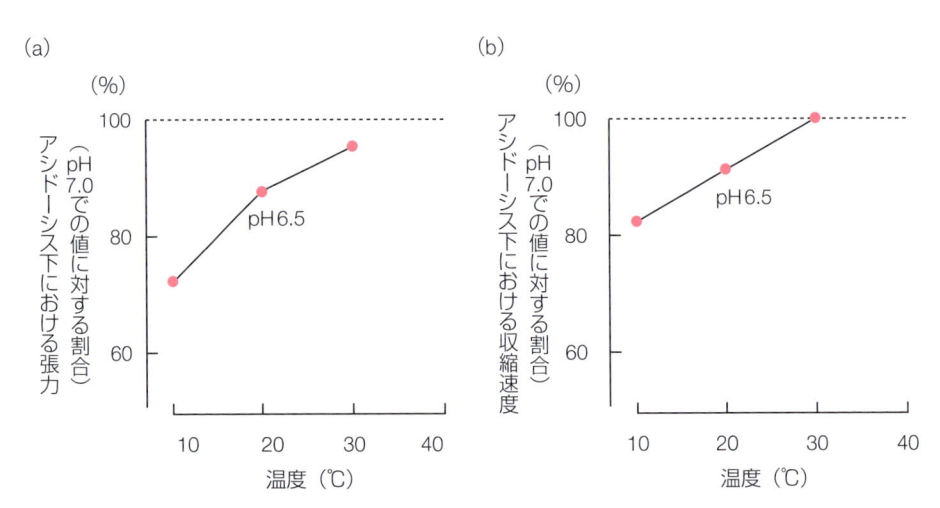

**図 8.2　アシドーシス条件下（pH6.5）における張力（a）および最大収縮速度（b）の変化**
**（Westerblad ら, 2002 を改変）**

値は pH7.0 のものに対する割合である．pH7.0 の場合と比べアシドーシス条件下では，測定する温度が低い（25℃以下）場合は，張力および最大収縮速度ともに大きく減少するが，温度が高い場合（30℃以上）は，まったく低下しないか（b），低下したとしてもごくわずかである（a）．

ルが開口する．すると，SR の内部に蓄えられている $Ca^{2+}$ が放出され，筋線維内の $Ca^{2+}$ 濃度は数十倍に高まり，筋原線維は収縮する（図8.3 および図8.4）．したがって，何らかの理由により，十分に細胞内 $Ca^{2+}$ 濃度が高まらない事態が起こると，大きな張力は発揮されないことになる．

　筋細胞内の**無機リン酸（Pi）**の濃度は，安静時では 1～3mM 程度であるが，強度の高い運動を行うと 30mM 以上に高まる．これは ATP-PCr 系が作動し，クレアチンリン酸がクレアチンと Pi に分解されるためである（図1.10, p7）．増加した Pi の一部は，SR の内部へ侵入する．Pi は $Ca^{2+}$ と結合しやすい性質を持っており，SR 内に豊富に存在する **$Ca^{2+}$ と結合する**．Pi と結合した $Ca^{2+}$ は，$Ca^{2+}$ 放出チャネルが開口しても，SR から**放出されず**，筋線維内の $Ca^{2+}$ 濃度は十分高まらないことになる．現在では，このような現象が，高強度運動に伴う筋疲労のおもな原因であると考えられている．

 **key point**　高強度運動において疲労が起こるのは，収縮に伴い Pi の濃度が増加するためである．

### d．グリコーゲン

　強度の高い運動とは異なり，数十分間以上継続する持久的な（低・

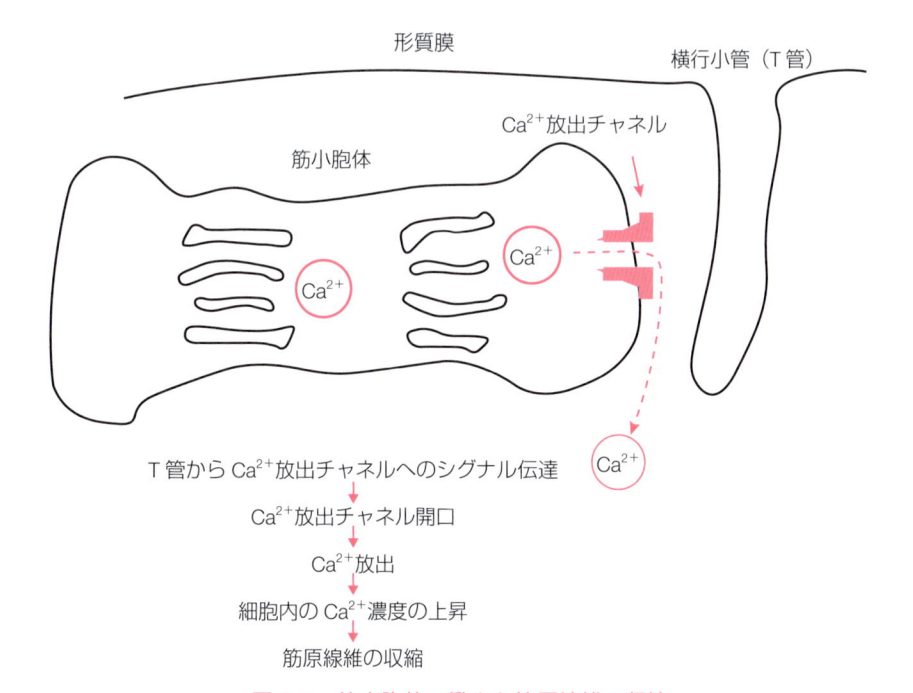

図8.3　筋小胞体の働きと筋原線維の収縮

神経からのインパルスがT管に達すると，T管から$Ca^{2+}$放出チャネルへシグナルが送られる．すると$Ca^{2+}$放出チャネルが開口し，筋小胞体（SR）内部に所蔵されている$Ca^{2+}$が放出される．それによって，筋線維内の$Ca^{2+}$濃度が高まり，筋原線維の収縮が起こる．

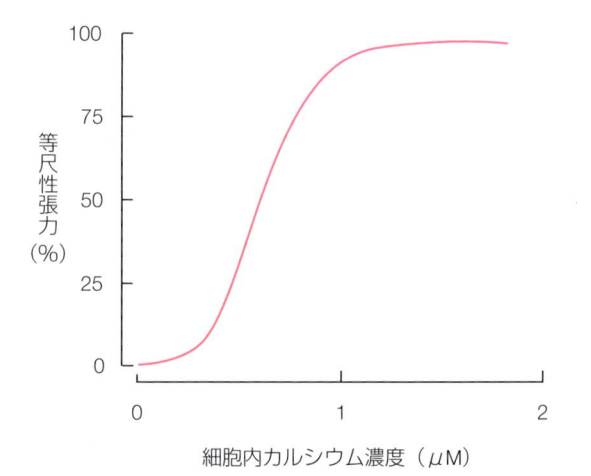

図8.4　細胞内カルシウム濃度と張力の関係（Allenら，2008を改変）

約$2\mu$Mまでは，細胞内$Ca^{2+}$濃度の上昇とともに，筋線維が発揮する張力は増加する．

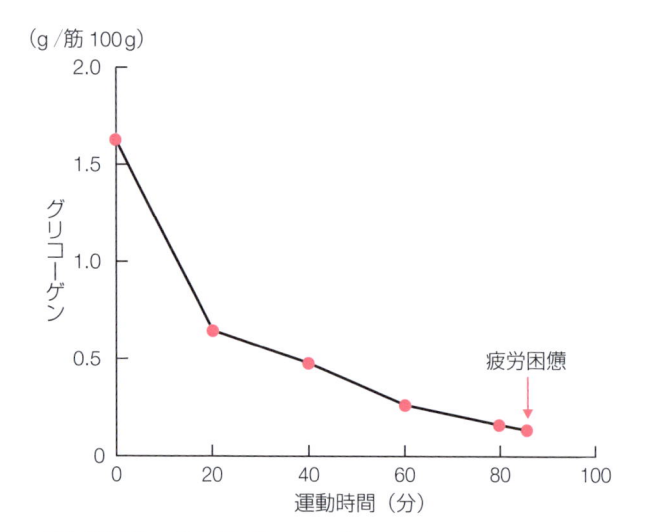

**図 8.5　持久的運動に伴う筋グリコーゲンの変化（Hermansen ら，1967）**
持久的な運動を継続して行うと，筋グリコーゲンは徐々に減少し，ほぼ枯渇すると運動の継続が不可能になる．

中強度）運動では，筋疲労が起こっても，筋線維内の Pi の濃度はほとんど増加しないか，増加したとしてもごくわずかである．したがって，このようなタイプの運動では，高強度運動とは異なるメカニズムで筋疲労が生じていることになる．

　通常，骨格筋には筋 100 g 当たり 1.5〜2.0 g の**グリコーゲン**が含まれている．持久的な運動を継続して行うと，時間経過とともに筋グリコーゲンの濃度は徐々に低下し，ほぼ枯渇すると，それ以上運動を継続することが不可能となる（図 8.5）．また，糖質（炭水化物）を多く含む食事を摂り，あらかじめ筋グリコーゲンの濃度を高めておくと，運動を継続できる時間が延長する（図 8.6）．このような事実から，持久的な運動では，**筋グリコーゲンの枯渇**が，**筋疲労の引き金**になっていると考えられている．

### e．活性酸素種

　**活性酸素種**（reactive oxygen species：**ROS**）とは，通常の酸素より反応性の高い酸素化合物の総称であり，スーパーオキシド，過酸化水素およびヒドロキシルラジカルが筋細胞内で発生するおもなものである（図 8.7）．細胞内には，発生した ROS を処理する（**抗酸化**）機能が備わっている．安静時では ROS の濃度は低く保たれており，抗酸化機能の作用により，細胞が大きなダメージを受けることはない．しかしながら，激しい筋収縮に伴って ROS の生成速度が高まると，抗酸化能力を上回る値にまで ROS の濃度が上昇することがある．増加した ROS の一部は，筋原線維や筋小胞体など，

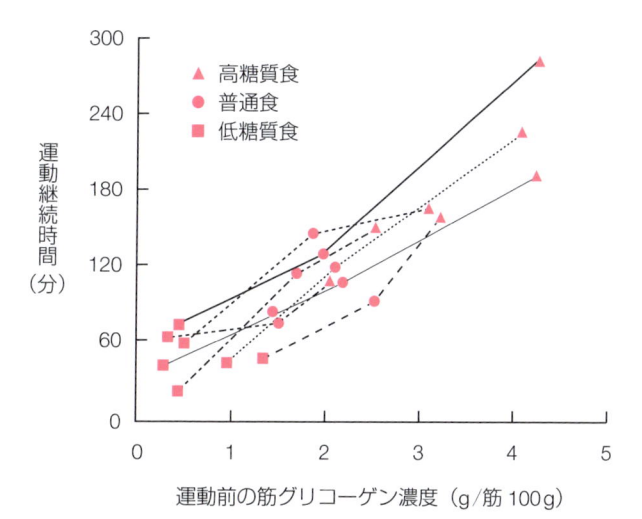

**図 8.6　運動前の筋グリコーゲン濃度と運動継続時間との関係（Bergström ら , 1967）**
高糖質食，普通食あるいは低糖質食を 3 日間摂取することによって，外側広筋に含まれるグリコーゲン濃度は大きく変化する．このような食事摂取後，最大酸素摂取量の 75％の強度で自転車こぎ運動を行わせたところ，すべての被験者において，運動前のグリコーゲン濃度が高いほど，長時間運動を継続できることが観察された．

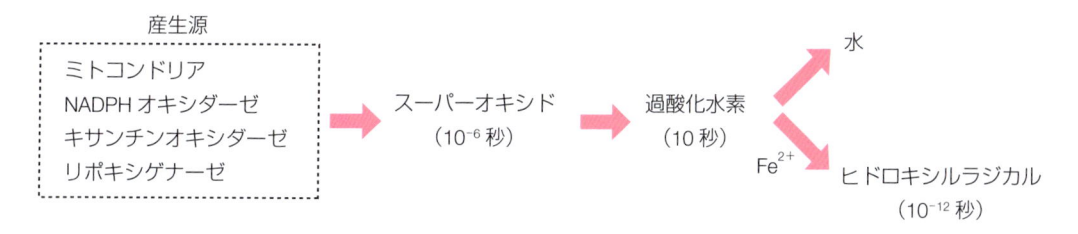

**図 8.7　筋細胞内での活性酸素種の生成経路**
筋細胞内で発生するおもな活性酸素種としては，スーパーオキシド，過酸化水素およびヒドロキシルラジカルがあげられる．括弧中の数字は，それぞれの化合物が，発生から消滅するまでの時間である．

収縮に重要な役割を果たすタンパク質を**酸化**し，その機能を低下させる．ROS の産生速度は高強度運動を行った場合でも，持久的運動を行った場合でも高まる．したがって，ROS は行う運動の強度に関係なく，多くのタイプの運動において筋疲労の原因となりうる．

key point

持久的な運動では，筋グリコーゲンが枯渇すると筋疲労が生ずる．また，ROS によるタンパク質の酸化は，多くのタイプの運動における筋疲労の原因である．

◆ 要 約 ◆

1. 筋疲労とは，一定の張力やパワーを発揮し続けることができなくなる現象を指す．生体内の多くの部位における変化が，筋疲労を招く要因となる．

2. 運動神経細胞の興奮性，神経・筋接合部における伝達機能，形質膜や横行小管（T管）の伝導機能などの低下などが起こり，神経の情報が筋線維に十分伝わらなくなることが，筋疲労の原因の1つである．

3. 筋線維内におけるアデノシン三リン酸（ATP）の濃度の減少あるいは乳酸の蓄積は，筋疲労のおもな原因ではない．

4. 高強度運動に伴う筋疲労は，無機リン酸（Pi）の濃度が増加し，筋線維内の$Ca^{2+}$濃度が十分に高まらなくなることに，また持久的運動に伴う筋疲労は，筋グリコーゲンが枯渇することに原因がある．

5. 激しい筋収縮を繰り返すと，筋線維内の活性酸素種（ROS）の濃度が高まる．ROSによってタンパク質が酸化されると，その機能が低下する．ROSの発生は，高強度運動と持久的運動の両方において，筋疲労の原因となる．

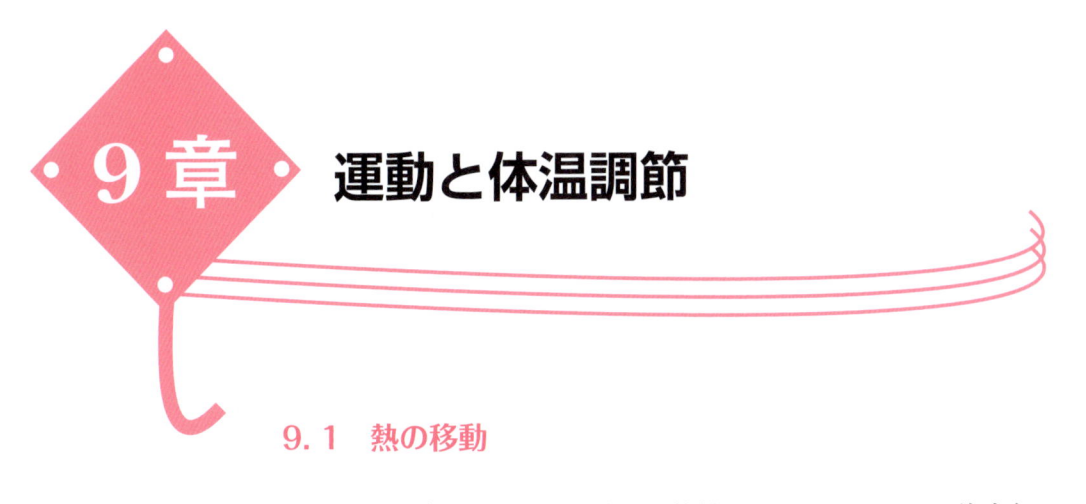

# 9章 運動と体温調節

## 9.1 熱の移動

　体温は放散する熱量と蓄積する熱量のバランスによって決まり，放散する熱量が蓄積する熱量を上回れば体温は低下し，逆の場合は上昇する（図9.1）．熱の移動の仕方には，**伝導**，**対流**，**輻射**，**蒸発**の4つがある．

　伝導とは隣り合う組織を熱が伝わっていく現象である．対流とは気体や液体の作用による熱の移動のことであり，風がからだにあたると皮膚が冷やされることなどがその例である．熱は赤外線の形で空間を移動する．これが輻射である．皮膚からは絶えず赤外線が周りに放射されており，これによって熱が放散されている．また，太陽光を浴びると暖かく感じるのも，輻射の作用によるものである．安静時では，熱放散に対する輻射の役割は大きく，21〜25℃では約60％の熱が輻射によって放散されている．

　伝導，対流および輻射が，熱の放散と蓄積の両方に関与しているのに対して，蒸発は放散にのみ作用する．暑熱環境下に置かれたり，運動を行ったりすると汗が出るが，そのこと自体は熱を放散させることにはつながらない．汗が蒸発する時に気化熱が奪われ，初めて

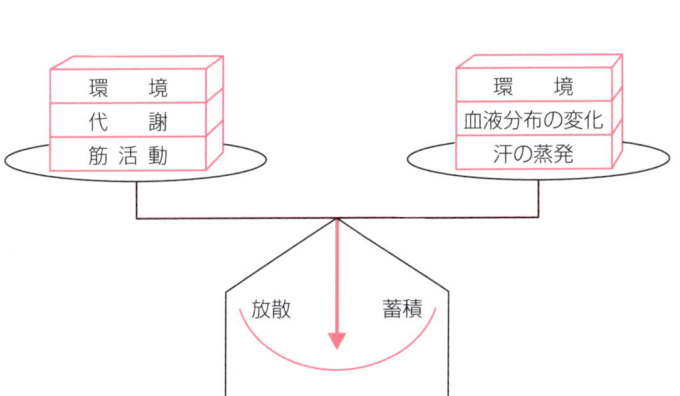

**図9.1　体温に影響する要因**
体温は蓄積する熱と放散する熱のバランスによって決まる．

皮膚は冷却される．体内から出た汗の中でも，蒸発したものを**有効発汗**，蒸発しなかったものを**無効発汗**という．有効発汗による熱の放散が，熱放散全体に寄与する割合は，安静時では20％程度であるが，運動時では約80％にまで達する．

 key point　熱の移動は，伝導，対流，輻射，蒸発の4つの方法によって行われる．

## 9.2　体温調節のしくみ

　体温調節の最高中枢は，脳の視床下部にある**体温調節中枢**である．体内には**温度受容器**と呼ばれる温度をモニターする器官があり，これには中枢性のものと末梢性のものの2種類がある（図9.2）．中枢性の温度受容器は視床下部に存在し，脳を循環する血液の温度をモニターしている．この受容器の感度はきわめて高く，0.01℃の温度変化を感知することができる．中枢性の温度受容器に対して，末梢性の温度受容器は，からだを取りまく環境の温度をモニターしている．これには**熱受容器**と**冷受容器**とがあり，前者は38〜43℃の時，後者は15〜34℃の時，インパルスを体温調節中枢へ向けて発する．これらの受容器から情報を得た体温調節中枢は，体温が一定に保たれるよう各器官に指令を出す（図9.3）．したがって，体温調節中枢はサーモスタットの役割を果たしているといえる．

　体温の変化に対して対処する器官は，**汗腺**，**血管**，**骨格筋**，**内分泌腺**の4つである．皮膚温あるいは血液の温度が上昇すると，体温調節中枢からの指令により，全身におよそ230万個あるといわれる汗腺から汗が分泌される．また，皮膚血管が拡張し，四肢の静脈還流は，表層の静脈を通じて行われるようになる．通常，心拍出量の約5％が皮膚血管を還流しているが，この拡張により皮膚血流量は，20％以上にまで増大する．この変化により，深部の熱がより多く表層へと運搬されるようになる．

　一方，皮膚温あるいは血液の温度が低下すると，皮膚血管は逆に

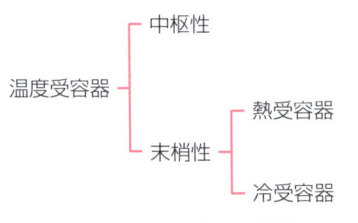

図9.2　温度受容器の種類

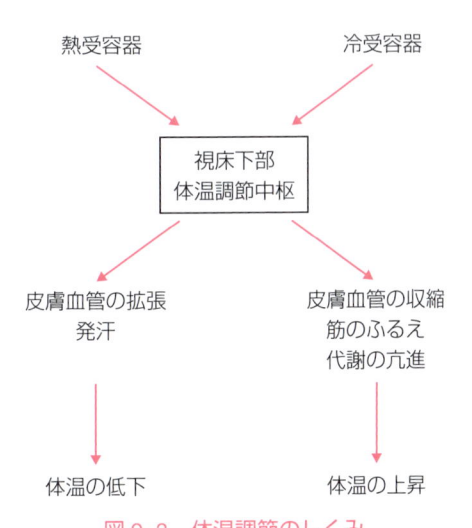

図 9.3　体温調節のしくみ
体温調節の最高中枢部位は，視床下部にある体温調節中枢である．

収縮し，熱の放散を減少させるように作用する．また，体温調節中枢は骨格筋の緊張度を調節する部位に働きかけ，筋に震えを起こさせる．さらに，体温調節中枢は，甲状腺ホルモンやカテコールアミンなど，代謝を亢進するホルモンの分泌を促す．筋の震えおよび代謝の亢進は，熱の産生を助長する．

 **key point** 視床下部にある体温調節中枢が，体温を一定に保つサーモスタットである．

## 9.3　運動時の体温調節

### a．暑熱下での運動

運動を行うと，体内で産生される熱量が増加するため，体温は著しく上昇する．この上昇度は，酸素摂取量（$\dot{V}O_2$）と直線関係にあるが，両者の関係には個人差が大きく，同一強度の運動を負荷しても，体温が大きく上昇する者とそうでない者とがいる（図 9.4）．しかしながら，$\dot{V}O_2$ を絶対値ではなく，最大酸素摂取量（$\dot{V}O_2max$）に対する割合（%$\dot{V}O_2max$）で表すと，個人差はほとんどみられなくなる．したがって，運動に伴う体温の上昇度は，相対的な運動強度に依存するとみなすことができる．この関係には，年齢差，性差はなく，また，鍛練者，非鍛練者の間にも差がみられない．

運動によって体内で産生される熱は，主として**汗の蒸発**によって放出される．運動を開始してから発汗が起こるまでの時間はきわめて短く，環境温が高く，運動前からある程度発汗がある場合は，1.5

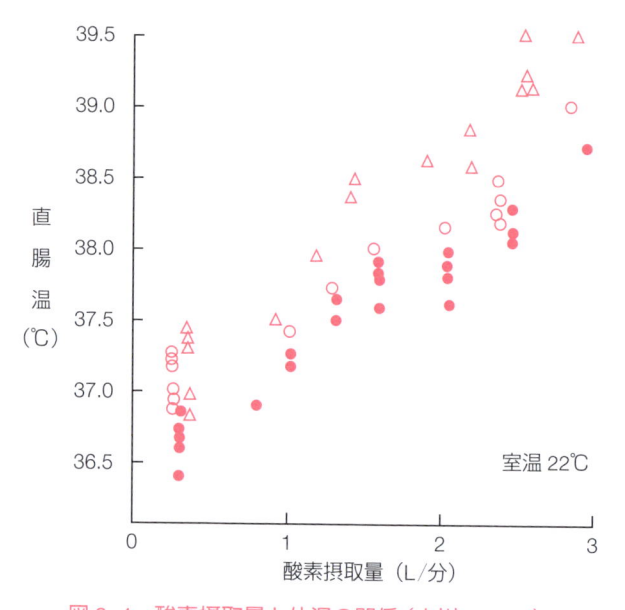

図9.4　酸素摂取量と体温の関係（小川，1985）
酸素摂取量と体温の上昇度は直線関係にあるが，個人差が大きい．同じマークは同一被験者の値である．

〜2秒以内に汗の分泌が始まる．高温の環境において，強度の高い運動を行うと，多いときは1時間に1,000〜2,000mLの汗が流れ，長距離ランナーでは，発汗のため体重が6〜10％低下することがある．高温に多湿が加わると，汗が出ても蒸発しにくくなり，熱放散が抑制される．そのため，同一強度の運動を行っても，通常の条件下と比べ体温の上昇度が大きくなる．多量の発汗により**脱水が進行する**と，高体温にもかかわらず発汗量が増加せず，ますます体温は上昇し危険な状態に陥ることがある．

　暑熱環境下での運動は，循環器系の機能にもマイナスの影響を与える．体内で産生された熱をより多く放出するために，皮膚血流量が増加する．この変化により，大静脈を介して心臓に帰ってくる血液量の減少が起こる．そのために，心臓は十分に拡張することができず，**1回拍出量が低下する**．また，皮膚血流量の増加は，筋への血流量の低下を招き，これも作業能力低下の原因となる．

 **key point**　皮膚血流量が増加すると，心臓の1回拍出量や筋への血流量が低下する．

### b．寒冷下での運動
　寒冷環境下では，皮膚血流量の減少，筋の震え，代謝の亢進などの変化が，体温の低下を抑制する作用を持つことはすでに述べたが，

表9.1 からだの大きさと体表面積の例

|  | 体重（A）<br>（kg） | 身長<br>（cm） | 体表面積（B）<br>（m²） | B／A |
|---|---|---|---|---|
| 成 人 | 75 | 178 | 1.82 | 0.024 |
| 子ども | 25 | 100 | 0.77 | 0.031 |

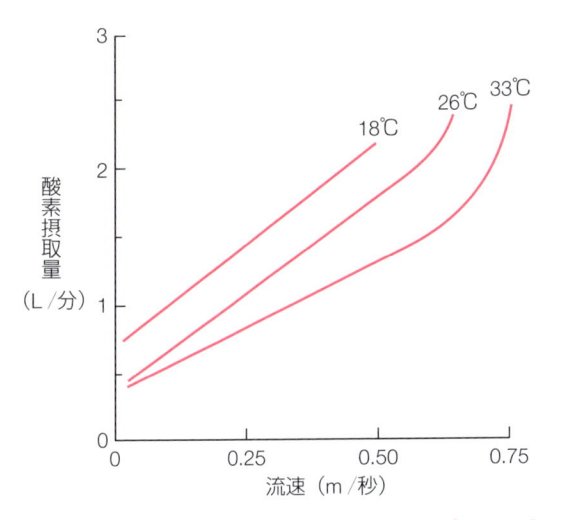

図9.5 水泳における流速，水温と酸素摂取量の関係（Nadel ら，1974）
同じ速度で泳いでも，水温が低い方が酸素摂取量は高い．

からだの大きさおよび組成も熱放出に影響する．からだの大きさが熱の放出に関与するのは，大きさによって表面積と体積との関係が変化するためである．たとえば，子どもと成人とを比較すると（表9.1），からだの体積（表では体重で示されている），体表面積ともに子どもの方が小さいが，体重に対する体表面積の比（B／A）は逆に成人の方が小さくなる．つまり，からだのサイズが大きいほど，**体表面積／体重の比**が小さくなるのである．これがからだの大きい者の方が，小さい者より熱を放出しにくく，寒さに強い理由である．また，脂肪は他の組織と比べ**熱の伝導度が低く**，からだの大きさがほぼ同じであれば，体脂肪率が高い方が，寒冷環境において体温が低下しにくい．

　水の熱伝導度は空気より約25倍も高く，そのため冷水中ではかなり激しい運動を行っても体温は低下する．図9.5は，水泳を行った時の流速，水温と$\dot{V}O_2$の関係を示したものである．速く泳げば（流速が高まれば），$\dot{V}O_2$が高まるのは当然であるが，興味深いことは同じ速さで泳いでも，水温が低い方が$\dot{V}O_2$は高いことである．これは冷水中では体温の低下を防ぐために，筋の震えが起こり，水温が高い場合と比べ多くの酸素が必要なためである．また，冷水中

では筋温が十分上昇しないため，最大努力で運動を行っても，$\dot{V}O_2$ は 26℃ では $\dot{V}O_2max$ の 92％，18℃ では 85％までしか達しない.

key point　寒冷環境下では，筋の震えが起こること，あるいは筋温が十分高まらないことなどの要因により，作業能力が低下する.

## 9.4　運動と熱中症

### a．熱中症の分類とその症状

　2003 年にヨーロッパを襲った猛暑では，52,000 人を超える人が**熱中症**のために亡くなったといわれている. **熱中症**とは，暑熱環境下においてからだの適応能力に障害が起こり，それが原因で現れる症状の総称を指す. 発汗に対して水分や塩分の補給が不足した場合発症し，一般に，**熱失神**，**熱痙攣**，**熱疲労**，**熱射病**の 4 つに分類される（表 9.2）. これらのうち，熱疲労および熱射病は重症度が高く危険な状態である. 熱疲労では，体温の上昇（39℃程度まで）に加え，激しい口の渇き，頭痛，嘔吐，下痢などが加わる. 適切な処置を施さないと，熱射病に移行することがある. 熱射病では，さらに体温が上昇し，名前を呼んでも応えないなどの意識障害の初期症状がみられるようになる.

　熱中症を発症したときは，涼しい場所で側臥位で安静を保ち，水分および塩分を補給するなどの処置を施す（意識を失っているときは，飲料水が気道に流れ込むことがあるので注意を要する）. また，体温が上昇している場合は，「いかに早く体温を下げるか」が重要なポイントとなる. 熱射病は死に至ることがある重篤な状態であり，集中治療が可能な病院へ早急に搬送する必要がある.

### b．運動による熱中症の予防
### 1）暑熱環境の指標

　熱中症予防の第 1 は，過度な高温・多湿環下での運動を避けることである. 気象庁が発表する気温は，特殊な環境下（測定高 1.5 m で，

表 9.2　熱中症の分類と症状（中井，2007）

| 分類 | 原因 | 症状 | 意識 | 体温 | 皮膚温 | 重症度 |
|------|------|------|------|------|--------|--------|
| 熱失神 | 脳への血流量低下 | 一過性の意識消失 | 消失 | 正常 | 正常 | Ⅰ度 |
| 熱痙攣 | 塩分やミネラルの減少 | 痙攣と硬直 | 正常 | 正常 | 正常 | Ⅰ度 |
| 熱疲労 | 脱水 | 強い疲労感や頭痛など | 正常 | 上昇[※1] | 低下 | Ⅱ度 |
| 熱射病 | 視床下部の機能障害 | 高度の意識障害 | 消失 | 上昇[※2] | 上昇 | Ⅲ度 |

※1）39℃程度にまで上昇する. ※2）40 度を超える.

表 9.3　熱中症予防の運動指針（川原ら，2013 を改変）

| 暑さ指数 | | |
|---|---|---|
| 31℃以上 | 運動は原則中止 | 皮膚温より気温のほうが高くなり，体から熱を逃がすことができない．特別な場合以外は運動を中止する．特に子どもの場合は中止すべき． |
| 28℃以上 31℃未満 | 厳重警戒<br>（激しい運動は中止） | 熱中症の危険性が高い．激しい運動や持久走など体温が上昇しやすい運動は避ける．運動する場合には，頻繁に休息をとり水分・塩分の補給を行う．体力の低い人，暑さになれていない人は運動中止． |
| 25℃以上 28℃未満 | 警戒<br>（積極的に休息） | 熱中症の危険性が増す．積極的に休息をとり適宜，水分・塩分を補給する．激しい運動では，30 分おきくらいに休息をとる． |
| 21℃以上 25℃未満 | 注意<br>（積極的に水分補給） | 熱中症による死亡事故が発生する可能性がある．熱中症の兆候に注意するとともに，運動の合間に積極的に水分・塩分を補給する． |
| 21℃未満 | ほぼ安全<br>（適宜水分補給） | 通常は熱中症の危険は少ないが，水分の補給が必要である．市民マラソンなどではこの条件でも熱中症が発生するので注意． |

風通しがよく直射日光にあたらない場所）での大気の温度を表す数値であり，他の要因（湿度，輻射熱，気流など）を示すものではない．したがって，生体に対する高温環境の指標としては，必ずしも適切であるとはいいがたい．生体への影響を考慮した指標としては，**暑さ指数**（wet bulb globe temperature：**WBGT**）が用いられている．これは，人体の熱収支に関与する4要因（気温，湿度，輻射熱および気流）から，暑さを総合的に評価したものである．熱中症を予防するために，表 9.3 に示す暑さ指数を用いた指針が出されている．

### 2）水分補給

　第2は，適切な水分補給を行うことである．発汗量に対して約**80％の量を補給**することを目安に，運動前に 250〜500 mL，運動中にも1回 200〜250 mL の水分を適宜摂取するよう努めると予防効果が高い．発汗により，水分だけではなく塩分も排出される．体重の2％を超えるような大量の発汗時に水分だけを補給すると，血液が水分で希釈され，血中塩分濃度が低下する．すると，血中塩分濃度を一定に保つために利尿が起こり，水分補給の効果が低減するといった結果を招く．自発的脱水と呼ばれるこの現象を回避するためには，0.1〜0.2％の**食塩を含んだ飲料水**を摂取するとよい．また，長時間運動する場合は，塩分に加えエネルギー補給として 4〜8％の糖質を含んだものを摂取すると効果的である．

9章　運動と体温調節　91

 key point 熱中症とは，暑熱環境に起因する適応障害を指し，熱失神，熱痙攣，熱疲労，熱射病の4つに分類される．

◆　要　約　◆

1. 体温は放散する熱と蓄積する熱のバランスによって決まり，放散する熱が蓄積する熱を上回れば体温は低下し，逆の場合は上昇する．

2. 熱は伝導，対流，輻射，蒸発の4つの方法によって移動する．このうち，伝導，対流，輻射は熱の放散と蓄積の両方に関与するのに対して，蒸発は放散にのみ作用する．

3. 体温調節の最高中枢は，視床下部にある体温調節中枢である．この中枢が温度受容器からインパルスを受け取ると，体温が一定に保たれるよう，からだの必要な部位に働きかける．

4. 体温が上昇すると，発汗，皮膚血流量の増加などが起こり，この変化により熱がより多く放散されるようになる．一方，体温が低下すると，熱の放散を抑制するために皮膚血流量の低下が，また，熱の産生を高めるために，筋の震え，代謝を亢進するホルモンの分泌などが起こる．

5. 運動によって体温は上昇するが，この上昇度は運動強度に依存し，強度が高いほど上昇度も高い．この関係には，年齢差，性差はなく，また鍛練度によっても差はない．

6. 運動によって産生される熱は，主として汗の蒸発によって放出される．多湿環境下では，汗が出ても蒸発しにくく，熱が十分に放散しないことがある．

7. 熱の放散を高めるため皮膚血流量が増加すると，心臓の1回拍出量や筋への血流量が低下し，作業能力が低減する．

8. からだの大きさや組成も熱の放散に関与する．からだの大きさに関しては大きい者の方が，また身体組成に関しては体脂肪率の高い者の方が，熱を放散しにくい．

9. 冷水中では，かなり激しい運動を行っても体温は低下する．また，寒冷環境下では，筋の震えが起こること，あるいは筋温が十分高まらないことなどの要因により，作業能力が低下する．

10. 熱中症とは，暑熱環境下において起こる適応障害を指し，熱失神，熱痙攣，熱疲労，熱射病の4つに分類される．これらのうち，熱射病は死に至ることがある危険な状態である．

11. 暑さ指数（WBGT）とは，人体の熱収支に関与する4要因（気温，湿度，輻射熱，気流）から暑さを評価した指標であり，運動による熱中症を予防する指針となる．

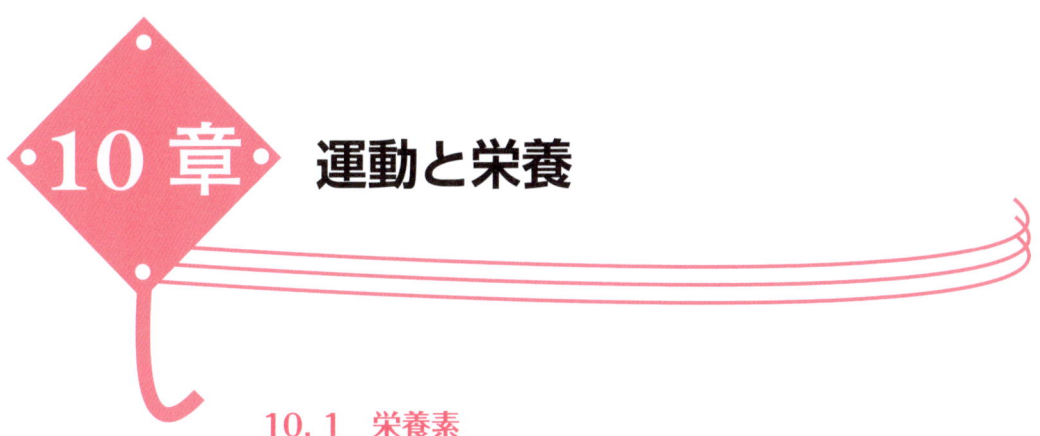

# 10章 運動と栄養

## 10.1 栄養素

　生物が食物を摂取するおもな目的は，（1）生命活動を行うために必要なエネルギー源を補充すること，（2）新たな組織を生成するために必要な成分を補充すること，（3）代謝を円滑にする作用を持つ成分を補充することなどである．食物を構成している要素（栄養素）には，糖質，脂質，タンパク質，微量栄養素（ビタミン，ミネラル），水などがあげられる（図10.1）．

**key point** 飲食物を構成している栄養素には，糖質，脂質，タンパク質，ビタミン，ミネラル，水などがある．

## 10.2 糖　質

　糖質（炭水化物）は，果物や穀類などから摂取することができる．得られた糖質は，グルコースに分解され血中に放出される．血中グルコースは，細胞において直接エネルギー源として利用されるか，筋や肝臓においてグリコーゲンとして貯蔵される（図1.6，p4）．脳細胞などの中枢神経系は，タンパク質や脂質を利用できず，糖質が唯一のエネルギー源となる．
　体内に貯蔵されているグリコーゲンが減少すると，タンパク質を

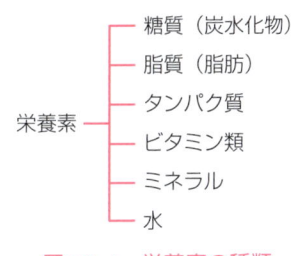

図 10.1　栄養素の種類

エネルギー源として利用する必要性が生じ、筋組織のタンパク質が分解されるようになる。それに伴って、副産物として窒素化合物が生成されるため、腎臓の負担が大きくなる。逆に、グリコーゲン貯蔵量が過剰になると、脂肪に変換され貯蔵される。糖質は、1日当たりのエネルギー摂取量の55～60％を摂るのが望ましい。また、一種類だけではなくいろいろな種類の糖質を摂る必要がある。

 **key point** 糖質は、生体のエネルギー源として利用される。

## 10.3 脂　質

　**脂質**（**脂肪**）は、胃や小腸で分解された後、再び脂肪に合成される。それらは使用用途から、各細胞で利用される**エネルギー用**、脂肪組織に蓄積される貯蔵用（**貯蔵脂肪**）、あるいは組織の構成材料用（**体構成脂肪**）に分類される（図10.2）。貯蔵脂肪は、皮下、腸間膜、

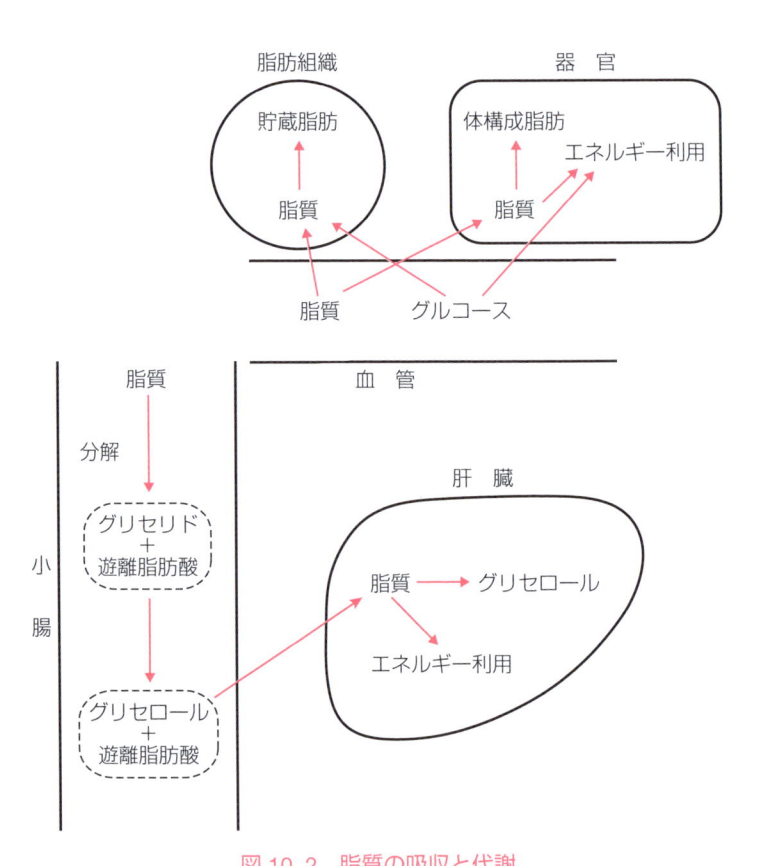

**図10.2　脂質の吸収と代謝**
小腸で吸収された脂質は、エネルギー源となるか、体構成脂肪あるいは貯蔵脂肪として利用される。

表 10.1　食品に含まれる飽和脂肪酸と不飽和脂肪酸の割合

| 種　類 | 食品 | 含まれる割合（%） | |
| --- | --- | --- | --- |
| | | 飽和脂肪酸 | 不飽和脂肪酸 |
| 植物油 | ゴマ | 13 | 87 |
| | サフラワー | 11 | 89 |
| | 綿実 | 28 | 72 |
| | ナタネ | 8 | 92 |
| | トウモロコシ | 11 | 89 |
| | 大豆 | 13 | 87 |
| | 落花生 | 17 | 83 |
| | オリーブ | 14 | 86 |
| 動物脂 | ウシ | 54 | 46 |
| | ヒツジ | 56 | 44 |
| | ウマ | 36 | 64 |
| | ブタ | 44 | 56 |
| | ニワトリ | 33 | 67 |
| | 牛乳 | 59 | 41 |
| | バター | 60 | 40 |

　腎臓周囲などに多く，その役割は，運動や飢餓の際のエネルギー源となること，内臓や脊椎などを外傷から保護すること，からだを寒冷から保護することなどである．体構成脂肪は，細胞膜や神経組織，ホルモンなどの構成要素（たとえばリン脂質）となる．また，脂溶性ビタミン（A, D, E, K）の吸収を促進する作用，あるいは消化吸収に時間がかかるため，空腹感を感じにくくさせる作用も持っている．

　脂質は，グリセロールと脂肪酸から構成されており，脂肪酸は構造上の特性から**飽和脂肪酸**と**不飽和脂肪酸**に分類することができる．1 日に摂取する脂質の割合は，総エネルギー量の 30 ％以下に，また，飽和脂肪酸の摂取割合は総脂質量の 30 ％以下に抑えることが奨められる．これは，飽和脂肪酸が動脈硬化の原因となる血漿コレステロールを増加させるのに対して，不飽和脂肪酸はこれを低下させる効果を持つからである．

　一般に，不飽和脂肪酸は植物の種子油に，一方，飽和脂肪酸は動物性の脂に多く含まれている（表 10.1）．不飽和脂肪酸の 1 つであるリノール酸は，生体内で合成されないこと，また，生体機能の維持（皮膚を含む消耗した細胞の再構築）に有益なことなどの理由から，総エネルギー摂取量の 1～2 ％に相当する量を必ず摂取しなければならない．1 日のエネルギー摂取量が 2,000～3,000 kcal の人では，この量は約 5 g にあたる．

**key point**　摂取された脂質は使用用途から，各細胞で利用されるエネルギー用，脂肪組織に蓄積される貯蔵用，あるいは組織の構成材料用に分類される．脂質を構成する脂肪酸には，飽和脂肪酸と不飽和脂肪酸があり，不飽和脂肪酸には血漿コレステロールのレベルを低下させる働きがある．

## 10.4　タンパク質

　**タンパク質**は，**アミノ酸**から構成され，そのアミノ酸には20種類の異なるものが存在する．摂取されたタンパク質は，胃や小腸でアミノ酸に分解され，肝臓に運ばれる（図10.3）．肝臓に運ばれたアミノ酸は，そのまま血中に放出されるものと，タンパク質に再合成されるものとに分けられる．肝臓で再合成されたタンパク質は，必要に応じてアミノ酸に分解され，血中に放出される．これらのアミノ酸は，各組織においてタンパク質合成の材料となる．

　生体内では20種類のアミノ酸の組み合わせから，無限に近い種

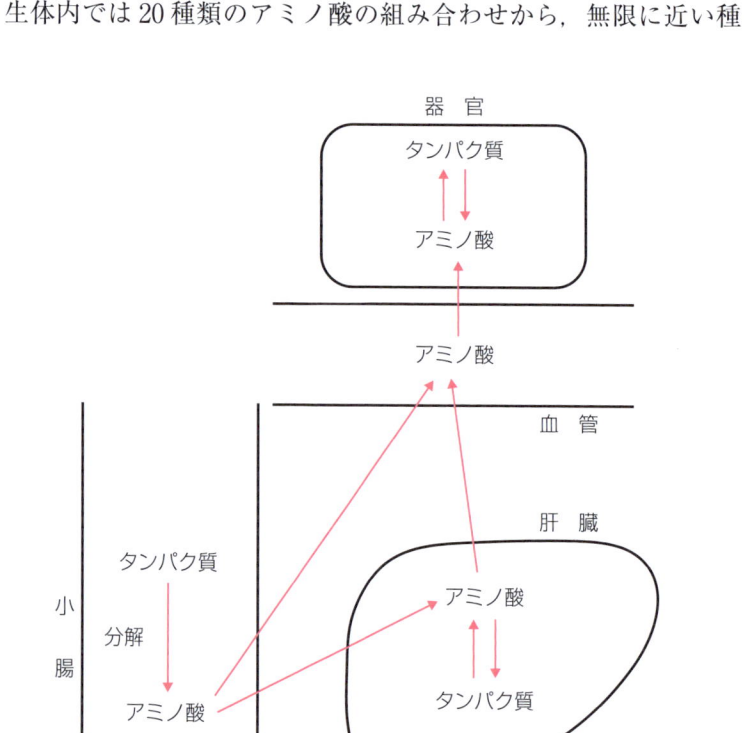

**図10.3　タンパク質の吸収と代謝**
タンパク質はアミノ酸に分解される．小腸で吸収されたアミノ酸は，組織のタンパク質合成の材料となる．

表10.2 必須アミノ酸と非必須アミノ酸

| 必須アミノ酸 | 非必須アミノ酸 |
|---|---|
| イソロイシン | アラニン |
| ロイシン | アルギニン |
| リジン | アスパラギン |
| メチオニン | アスパラギン酸 |
| フェニルアラニン | システイン |
| トレオニン | グルタミン酸 |
| トリプトファン | グルタミン |
| バリン | グリシン |
| ヒスチジン（幼児） | プロリン |
|  | セリン |
|  | チロシン |

ヒスチジンは，幼児の体内では合成されないた
め，必須アミノ酸として数えられるが，加齢と
ともに非必須アミノ酸となる.

類のタンパク質が合成される．20種類のアミノ酸のうち，**必須ア
ミノ酸**と呼ばれる8種類のアミノ酸は生体内では合成されないた
め，必ず食物から摂取しなければならない（表10.2）．必須アミ
ノ酸をバランスよく含むタンパク質は，**良質タンパク質**と呼ばれ，
卵，ミルク，チーズ，肉，魚肉などがその代表例である．

key point

タンパク質は，アミノ酸に分解されて体内に吸収され，各組織において
タンパク質合成の材料として使われる.

## 10.5　微量栄養素（ビタミン，ミネラル）

### a. ビタミン

　生物の生存に，微量ではあるが必要不可欠な栄養素を**微量栄養素**
といい，その中で，有機物を**ビタミン**と，無機物を**ミネラル**という．
ビタミンの役割は，エネルギー代謝を調節することや組織の合成過
程の制御に関与することであり，欠乏すると独特の疾病が現れたり
成長に障害が出たりする．ビタミンには13種類のものがあり，そ
れらは水溶性と脂溶性に分類される（表10.3）．

　**脂溶性ビタミン**は，生体の脂肪組織中に蓄積されるために，毎日
摂取する必要はない．過剰に摂取された場合は，有毒な効果をもた
らすことがある．一方，**水溶性ビタミン**は体内に蓄積されないので，
毎日摂取しなければならない．また，これらが過剰に摂取された場
合は，尿中に排泄される．ほとんどのビタミンは，バランスのよい

表 10.3　ビタミンのおもな特徴

| 種　類 | 供給源 | 欠乏症状 |
|---|---|---|
| [水溶性] | | |
| ビタミン B₁ | 豚肉，内臓，穀物 | 脚気 |
| ビタミン B₂ | 食品中に広範に分布 | 口唇炎，口角炎，角膜炎 |
| ナイアシン | 肝臓，穀類の種子，豆類 | 皮膚炎，胃腸病，神経症状 |
| ビタミン B₆ | 肉，野菜，穀類 | 過敏症，けいれん，腎結石 |
| パントテン酸 | 肉，穀物 | 疲労，睡眠障害，吐き気 |
| 葉　酸 | 豆類，緑黄色野菜，小麦 | 貧血，胃腸障害，口舌炎 |
| ビタミン B₁₂ | 肉，卵，乳製品，貝類 | 貧血，神経障害 |
| ビオチン | 豆類，野菜，肉 | 疲労，抑うつ症状，吐き気，皮膚炎 |
| ビタミン C | 柑橘類，トマト，ピーマン，サラダ菜 | 壊血病 |
| [脂溶性] | | |
| ビタミン A | 緑黄色野菜，肝油，卵，ウナギ | 眼球乾燥症，夜盲症 |
| ビタミン D | タラ肝油，卵，乳製品 | 骨軟化症 |
| ビタミン E | 緑葉野菜，マーガリン，種子，ショートニング | 循環障害 |
| ビタミン K | 緑葉野菜，穀物，果物 | 低プロトロンビン血症 |

食事から十分に摂取できる．

**key point**　ビタミンの役割は，エネルギー代謝を調節することや組織の合成過程の制御に関与することである．

## b．ミネラル

　体重の約4％を占めるミネラルにはいくつもの種類があり，おもに筋，結合組織および体液中に存在している．

　ミネラルの果たす役割は，酵素，ホルモン，ビタミンを形成する物質の一部として働くこと，グリコーゲン，脂質，タンパク質の**合成に関与する**こと，また体液の**浸透圧を調節する**ことなどであり，ビタミンと同様に欠乏すると独特の症状が現れる（表10.4）．ミネラルは体内では合成されないため，毎日の食物から摂取する必要がある．これまで，通常の食事から必要量のミネラルは摂取されると考えられてきたが，近年，鉄欠乏やカルシウム摂取不足などが，これまでより高い頻度で起こることが示されている．**鉄欠乏は貧血**の原因に，**カルシウム不足は骨粗しょう症**の原因になり，食事の内

表 10.4　ミネラルを含む食品と欠乏症状

| 種　類 | 供給源 | 欠乏症状 |
|---|---|---|
| カルシウム | 乳製品, 豆類, 濃緑野菜 | 骨軟化症, 骨粗しょう症 |
| リ　ン | 乳製品, 肉, 穀類 | 骨軟化症 |
| ナトリウム | 食塩 | けいれん, 食欲減退 |
| カリウム | 肉, ミルク, 果物 | 筋の麻痺 |
| 塩　素 | 食塩 | けいれん, 食欲減退 |
| マグネシウム | 緑黄野菜 | 発育不全, 衰弱 |
| クロム | 脂肪, 植物油, 肉 | グルコース代謝の不全 |
| コバルト | 内臓, 肉, ミルク | 貧血, 神経障害 |
| 銅 | 肉, 豆類, 穀類 | 貧血, Menkes 病 |
| ヨード | 海産魚介類, 乳製品 | 甲状腺機能低下 |
| 鉄 | 卵, 豆類, 緑黄野菜 | 貧　血 |
| マンガン | 果物類, 穀類, 茶 | 発育不全, 生殖異常 |
| モリブデン | 豆類, 穀類, 内臓 | 不　明 |
| セレン | 海産物, 肉, 穀類 | 心不全 |
| 亜鉛 | 肉, 内臓 | 発育不全, 生殖異常 |
| フッ素 | 茶, 海産物 | 虫　歯 |

容を考え直す必要が出てきた.

 **key point**　ミネラルは, 酵素, ホルモン, ビタミンを構成する要素であるとともに, グリコーゲン, 脂肪, タンパク質の合成にも関与する.

## 10.6　水

　水は体重の約 60 ％を占めている. 体内において水の果たす役割は 3 つあり, その第 1 は**体温の安定化を図る**ことである. 水は身近な液体の中では, 比較的比熱の大きな物質であり, それ自体の温度が変化しにくい性質を持っている. また, 身体活動により発生した熱が, 皮膚などの末梢器官で放散される過程において, 熱の大部分を運搬するのが血液に含まれている水分である. 第 2 は, **物質を運搬する**ことであり, 食物や老廃物などの多くの物質が, 水に溶解したかたちで細胞間を移動する. 第 3 は, **体内の化学反応を補助する**ことである. 水分が多く含まれる唾液中でないと, 消化酵素による食物の消化が円滑に進まないことなどがその例である.

　汗や尿などにより水分は体外へと排泄されるが, それに見合っただけの量を摂取しないと, 身体の生理機能に障害をきたすことになる. 通常, 体重 70 kg の人では 1 日に約 2.3 L の水が消失するとい

われているが，それらはどのようなものから補充されているのであろうか．

　飲食物がおもな供給源であり，摂取される全体の水分のうち約60％が飲み物から，約30％が水分含有量の多い食物（果物や野菜など）から賄われている．残りの10％は代謝により産生される水分（代謝副産物）が利用されている．したがって，体重70kgの人の例では，飲み物から1.38L（＝2.3×0.6），食物から約0.69L（＝2.3×0.3），代謝副産物から約0.23L（＝2.3×0.1）が，水分として吸収されていることになる．

**key point** 体内において水分の役割は，体温の安定化を図ることや物質の運搬および体内の化学反応が円滑に進むよう補助することである．

## 10. 7　スポーツ選手のための食事

### a．エネルギー摂取量

　一般の人と比べスポーツ選手では，トレーニングによって消費するエネルギー量が増え，そのため多くの量の食物を摂取しなければならない．図10.4に，日本人アスリートの標準体重（個々の種目の平均値±標準偏差）から算出した1日のエネルギー摂取目標値を示した．実際に摂取すべきエネルギー量には，体格，身体活動の強度，活動時間，年齢，性，身体活動が行われる環境（気温など）など，多くの要因が影響する．さらに，成長期の選手では成長のためのエネルギーを加味する必要がある．図10.4はあくまで平均値からみた目安であり，食環境を整えるための有用な資料とするためには，体重，身長，身体組成，トレーニング内容などを継続的にモニターし，個々に対応した数値を得る必要がある．

### b．からだづくりのための食事

　日本人は摂取エネルギーの総量のうち，平均で60％を糖質から，25％を脂質から，15％をタンパク質から得ている．一般の人と比べスポーツ選手が特定の栄養素を極端に多く必要とするわけではなく，通常は，この配分比率を大きく変化させることはない．ただし，特定の組織の発達を念頭におく場合は，以下に示す配慮がなされるべきである．

### 1）筋づくり

　水を除くと，筋の構成成分のほとんどがタンパク質である．そのため，筋の発達のためには，**タンパク質の摂取**がカギを握る．特別

（a）男性アスリート

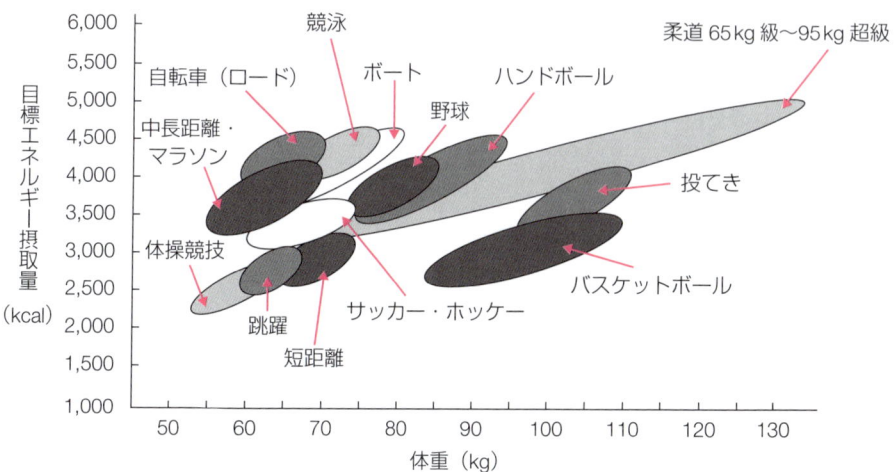

（b）女性アスリート

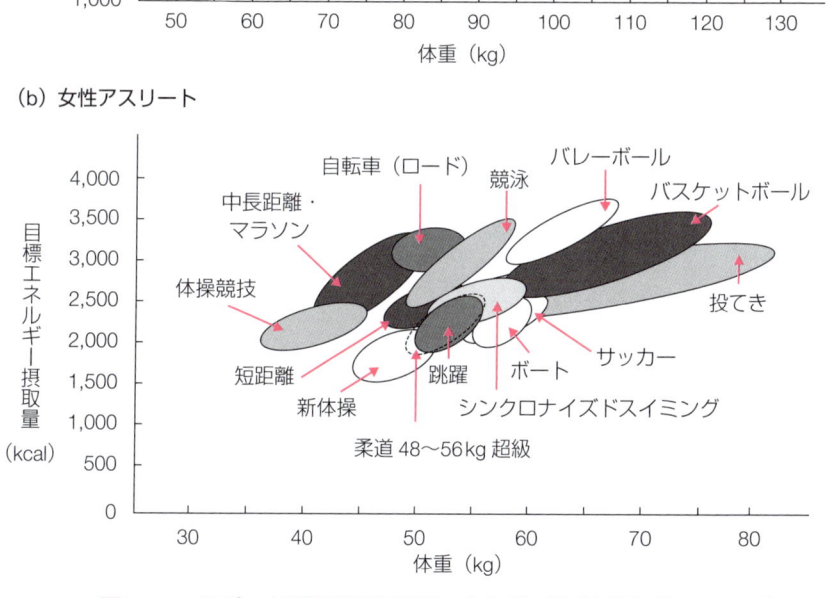

図 10. 4　スポーツ競技別目標摂取エネルギー量（小林と樋口，2012）

　なトレーニングを行っていない人では，1 日体重 1 kg 当たり約 0.8 g
のタンパク質が必要とされる（表 10. 5）．筋量増加を目的とした
筋力トレーニングでは，タンパク質の合成を促進するために，タン
パク質の摂取必要量は 1 日当たり 1.2〜1.7 g/kg に増加する．ただ
し，多く摂取すればよいかというとそうではなく，約 2.0 g/kg/日
を超えると過剰に摂取されたものはエネルギー源として利用され
る．
　持久性トレーニングにおいても，タンパク質の必要量は増加する．
この理由は，筋を修復するためにタンパク質の需要が高まることに
加え，長時間にわたる運動によって，消費エネルギーが増加するこ
とにある（筋活動に必要なエネルギーの 2〜5 ％は，タンパク質か

表 10.5　タンパク質の必要摂取量（鈴木，2010 を改変）

|  | 1 日体重 1kg 当たりの<br>必要量（g） |
|---|---|
| 特別な運動をしていない人 | 0.8 |
| スポーツ愛好者 | 0.8〜1.1 |
| 筋力トレーニング（維持期） | 1.2〜1.4 |
| 筋力トレーニング（増強期） | 1.6〜1.7 |
| 持久性トレーニング | 1.2〜1.4 |

10 歳代は上記の値より 10%多くの摂取がみこまれる．

ら得られる）．

　**タンパク質摂取のタイミング**も，筋の発達に影響を及ぼす．タンパク質の合成を促進する成長ホルモンの分泌は，睡眠に入ってから 1〜2 時間後や高強度運動後に高まる．したがって，就寝前やトレーニング後に良質タンパク質を摂るとよいとされている．

### 2）骨づくり

　骨の主成分は，ヒドロキシアパタイトとコラーゲンである．前者はカルシウムとリンの複合体であり，後者はタンパク質の 1 種である．これらの中でもカルシウムが多くを占めるため，骨づくりのためには，**カルシウムの摂取**が重要となる．1 日のカルシウム摂取の目安は，800〜1,500 mg であり，カルシウムを多く含んだ食品（乳製品，小魚類，緑黄食野菜，海藻類，豆製品など：表 10. 6）から不足しないよう摂取する必要がある．

　**ビタミン D** も，骨の形成に欠かすことのできない栄養素である．それはビタミン D から合成される活性型ビタミン D が，カルシウムの吸収を促進する作用を持っているからである．体内に存在するビタミン D は，食事から摂取されるものと紫外線と反応して皮膚で合成されるものとに分けられる．前者にはビタミン $D_2$ と $D_3$ が含まれ，ビタミン $D_2$ はキノコ類に，ビタミン $D_3$ は魚類に多く含有されていれる．魚介類を多く摂取する日本人では，これまでビタミン D が不足することは稀であった．しかしながら，近年，多くの人が日光（紫外線）に当たる時間が減少する傾向にあり，そのため，現在では日本人の約 8 割がビタミン D 不足であるといわれている．年間を通して室内でトレーニングすることが多いスポーツ種目（体操やフィギュアスケートなど）の競技者では，日光に当たる時間が少なく，特にビタミン D 不足をまねく危険性があるので注意を要を要する．

　**骨粗しょう症**とは，ヒドロキシアパタイトが十分に形成されず，

表 10.6　カルシウムを多く含む食品（日本体育協会，2013 を改変）

| | 食品名 | 100 g 中の Ca²⁺ 含有量（mg） | 目安量 | Ca²⁺含有量（mg） |
|---|---|---|---|---|
| 乳製品 | 普通牛乳 | 110 | カップ 2（210g） | 231 |
| | プロセスチーズ | 630 | 1 枚（20g） | 126 |
| 卵 | 鶏卵（全卵） | 51 | 1 個（60g） | 26 |
| 魚介類 | さくらえび素干し | 2,000 | おおさじ 2 | 120 |
| | ししゃも | 350 | 2 尾（30g） | 105 |
| | めざし | 180 | 2 尾（30g） | 25 |
| 野菜類 | こまつな | 170 | 1／4 束（80g） | 116 |
| | 千切大根 | 540 | 15g | 81 |
| | ほうれん草 | 49 | 小 1／2（100g） | 44 |
| 海藻類 | とろろこんぶ | 650 | 吸い物 1 食分（4g） | 26 |
| | ひじき | 1,400 | 煮物 1 食分（8g） | 112 |
| 豆製品 | とうふ（木綿） | 120 | 1／2 丁（150g） | 180 |
| | 納豆 | 90 | 小 1 パック（50g） | 45 |

骨の強度が低下する疾病である．通常，女性の高齢者に高い頻度で発生するが，近年，若年女性アスリート，その中でも体重増加が競技成績に不利に働く種目（体操競技，陸上競技長距離走など）の選手に，この疾病が発症することが社会的な問題となっている．骨粗しょう症が女性に発生しやすいのは，**女性ホルモン**にカルシウムの吸収を促進する作用があり，女性の骨は女性ホルモンが存在して，初めて正常な状態が保たれるためである．過度のダイエットやトレーニングによって，生理不順が起こり女性ホルモンの分泌量が低下することが，若年女性アスリートにみられる骨粗しょう症の原因である．

 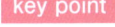

筋づくりのためにはタンパク質を，骨づくりのためにはカルシウムを必要量摂取しなければならない．また，これらを摂取するタイミングや吸収を促進する栄養素の摂取にも配慮しなければならない．

### c．競技会前の食事
### 1）調整期
　重要な競技会前の調整期では，タンパク質や脂質よりも，**糖質を積極的に摂取する**ことに主眼が置かれる．この目的は，筋収縮のおもなエネルギー源となる筋グリコーゲン量を高めることにある．特に，持久的な運動では，筋グリコーゲンの著しい減少が筋疲労の原

因となるため（図 8.5, p81 および図 8.6, p82），糖質摂取は重要視される.

**グリコーゲンローディング**とは，筋グリコーゲンを一過性に高める方法であり，食事の内容を変化させる方法がとられる．競技会の4日前までは，摂取エネルギーに占める糖質の割合（糖質比）が50～60％の通常食を摂り，競技会前3日間は高糖質食（糖質比70％）を摂取すると，通常，筋100g当たり1.5g程度含まれる筋グリコーゲンが2倍以上に増加する.

グリコーゲンローディングを実施するにあたり，考慮しなければならないことは，実施の方法を誤ると過度の体重増加を招くことである．グリコーゲン1g当たり約2.7gの水分がともに筋に貯蔵される．したがって，700gのグリコーゲンの貯蔵には約1.9kgの水分増加を伴い，合わせて約2.6kgの体重増加が起こることになる．また，グリコーゲンローディングはあくまで持久力を高めるための手段であり，瞬発力の向上には寄与しないことも念頭に置くべきである.

### 2）競技会直前

競技会で十分にパフォーマンスを発揮するためには，直前の食事も重要である．消化と吸収を完了させるために，競技開始の遅くとも2～3時間前には食事を終わらせることが望ましい．その食事の内容は，速やかに消化され，運動に必要なエネルギーと水分が十分に含まれる食物を選ぶべきである．それには糖質を多量に摂取でき，脂質とタンパク質は少ない食事がよい．いわゆる「胃がもたれる」ものは避けるべきである.

**key point** 競技会前の調整期では，糖質を多めに摂取するべきである．グリコーゲンローディングとは，筋グリコーゲン量を一過性に増加させる方法である.

◆ 要 約 ◆

1. 飲食物を構成している栄養素には，糖質（炭水化物），脂質，タンパク質，ビタミン，ミネラル，水などがある．このうち糖質は，グリコーゲンに変換されるとともに，生体のおもなエネルギー源となる.

2. 体内に吸収された脂質は，エネルギー源として速やかに用いられる以外には，貯蔵脂肪か体構成脂肪かのどちらかになる．貯蔵脂肪は，器官を外傷から保護する緩衝材，飢餓や運動の際の

エネルギー源として，また体構成脂肪は，細胞膜，神経組織あるいはホルモンなどの構成要素として用いられる．

3. 脂質を構成する脂肪酸は，飽和脂肪酸と不飽和脂肪酸に分類することができる．飽和脂肪酸は，血漿コレステロールの増加を引き起こし，反対に不飽和脂肪酸はこれを低下させる効果を持つ．

4. タンパク質は，アミノ酸に分解されて体内に吸収される．アミノ酸は，組織のタンパク質合成の材料になる．20種類のアミノ酸のうち，必須アミノ酸8種類は生体内では合成されないため，食物から直接摂取しなければならない．

5. ビタミンは，代謝を調整する作用および組織の合成過程の制御に関与する作用を持つ．ミネラルは，酵素，ホルモン，ビタミンを構成する要素であるとともに，グリコーゲン，脂肪，タンパク質の合成過程になくてはならないものである．

6. 水は体重の約60％を占めている．体内におけるその役割は，体温の安定化を図ることや物質の運搬および体内の化学反応が円滑に進むよう補助することである．水分は，飲み物，食物あるいは代謝による副産物から摂取される．

7. スポーツ選手では，運動に必要な分だけ一般の人より多くのエネルギーを摂る必要がある．しかし，食事の質的な内容は基本的には同じである．

8. 筋づくりに主眼を置く場合は，タンパク質の摂取量を2倍程度までに高めるとよい．また，就寝前やトレーニング後に摂取すると効果的である．

9. 骨の強度を維持したり成長を促したりするためには，十分な量のカルシウムを摂取する必要がある．また，カルシウムの吸収を促進するために，ビタミンDの摂取にも配慮しなければならない．

10. 競技会前の調整期では，糖質を多めに摂取するべきである．グリコーゲンローディングとは，筋グリコーゲンを一過性に高める方法であり，食事の内容を変化させる方法がとられる．これにより，持久力の向上が図られる．

11. 競技会直前の食事は，遅くとも2～3時間前までに終え，消化・吸収が速く，水分とエネルギー源となりやすい糖質を多く含むものが望ましい．

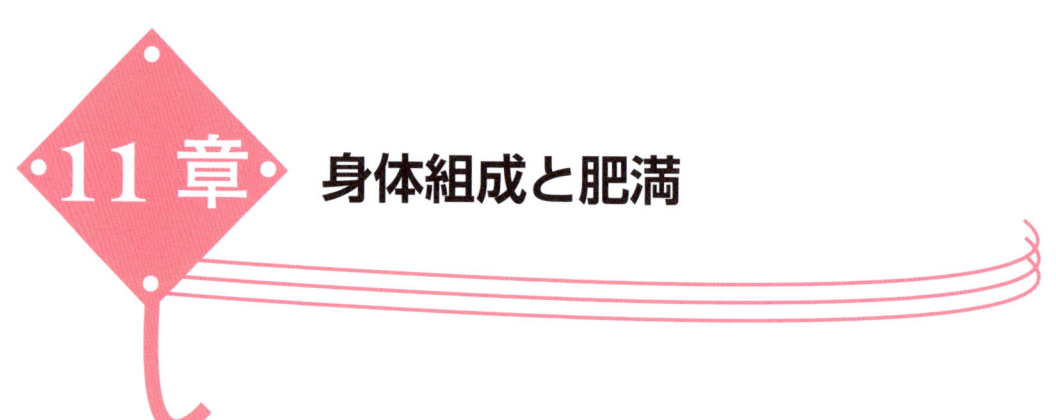

# 11章　身体組成と肥満

## 11.1　脂肪と除脂肪

　身体を構成する要素（身体組成）の類別の仕方はいくつかあり，化学的にみると生体は，脂質，タンパク質，糖質，水分およびミネラルから（図11.1a），また，解剖学的にみると，脂肪細胞，骨格筋，内臓，骨およびその他の要素から構成されている（図11.1b）．これらのうち，脂肪はその割合が比較的変動しやすい要素であり，身体の発育がほぼ停止した後でも，大きく変わることはめずらしいことではない．また，身体に含まれる脂肪の量（体脂肪量）は，生活習慣病の発現と深くかかわっていることから，身体組成を脂肪とそれ以外の部分とに分けるモデルが広く用いられている（図11.1c）．脂肪細胞以外の部分の重さは，**除脂肪体重**と呼ばれ，そのうち約40～50％が骨格筋で占められている．

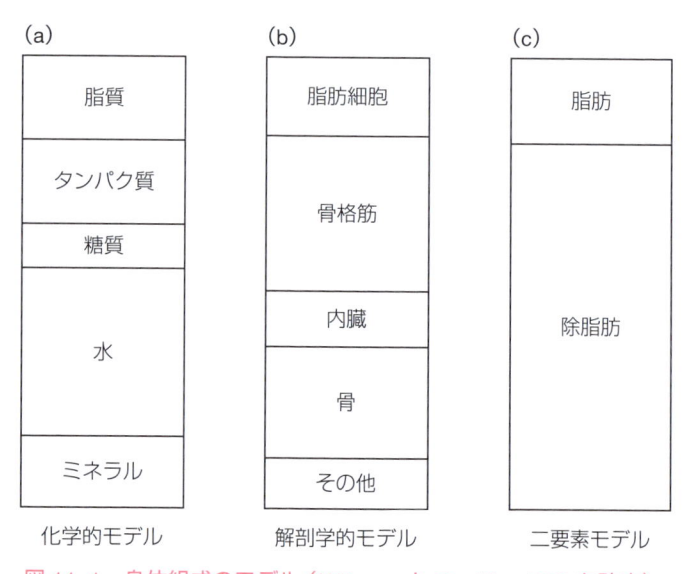

図11.1　**身体組成のモデル**（WilmoreとCostill，1999を改変）
身体組成を脂肪とそれ以外の部分に分けるモデルが広く用いられている．

key point 　身体組成の二要素モデルとは，身体を脂肪と除脂肪に分けるモデルである．

## 11.2　体脂肪率の評価法

### a．水中体重法

　生きているヒトの**体脂肪率**（体重に占める脂肪量の割合）を直接測定する方法はなく，体脂肪率を反映するデータからこれを推定する方法がとられている．脂肪は他の組織より密度（重さ÷体積）が小さく，体脂肪率が多い人はからだ全体の密度（身体密度＝体重／身体容積）が小さくなる．身体密度を精度よく測定できれば，正確性の高い体脂肪率を推定できるが，身体容積を測定するのは容易ではない．

　**水中体重法**では，浮力を利用して身体容積を測定する．水中体重法を行うには，ヒトのからだが完全に浸ってしまうほどの大きな水槽が必要である．まず，通常の状態で体重を測定し，次に水槽に入り，息を最大に吐ききった状態で水中での体重（水中体重）を測定する（図11.2）．この2つのデータから，身体容積と身体密度を図11.3の（1）と（2）式に従って求める．体重60 kg，水中体重が3 kgの人の例では，

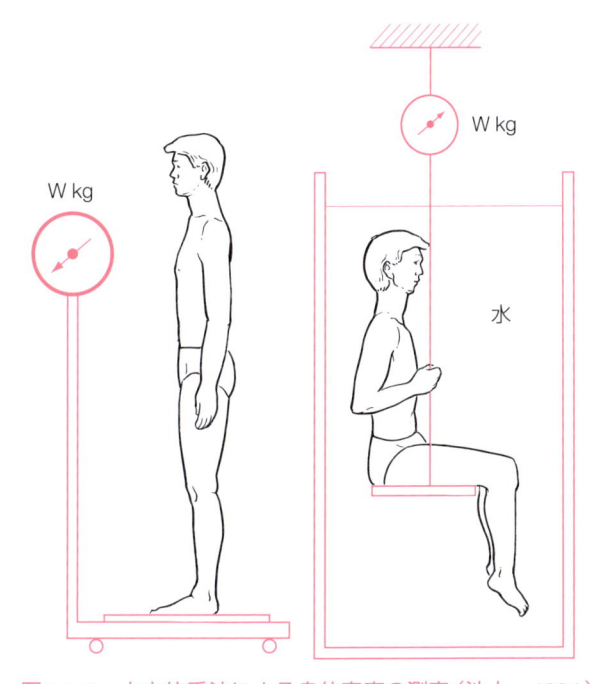

**図11.2　水中体重法による身体密度の測定（池上，1994）**
通常の状態での体重と水中での体重から，身体の密度を測定することができる．

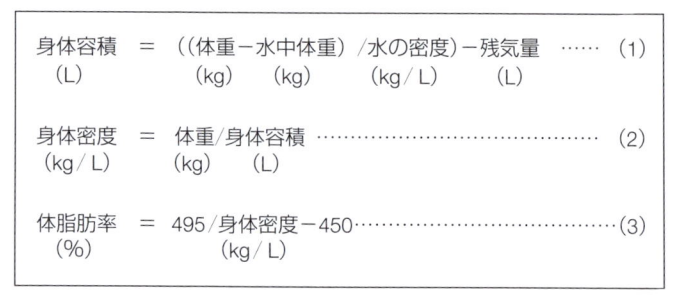

**図 11.3 水中体重法による体脂肪率の算出**

$$身体密度 = \dfrac{60}{((60-3)/0.99336)-1}$$

0.99336 は 37℃での水の密度
1 は平均的なヒトの残気量（L）

となり，身体密度は 1.064（kg/L）となる．さらに，この身体密度から，図 11.3 の（3）式に従って，**体脂肪率**を求めることができる．上記の例では，15.2％と算出される．

### b．空気置換法

　水の代わりに空気を利用するのがこの手法であり，密閉されたカプセルが用いられる．この方法では，対象者が入ったカプセル内に空気を送り込み，その際の圧力の変化から身体容積を求める．水中体重法，空気置換法の両方に共通してみられる特徴は，得られる数値の精度が高い反面，大がかりな装置が必要であり，簡便に測定できる方法ではないことである．また，水中体重法と比較して空気置換法では，測定が短時間（3 分程度）で終わることおよび対象者の身体的負担を軽減できるといった利点があり，水中で体重を測定することが難しい人に活用されている．

### c．皮脂厚法

　簡便な方法の 1 つが皮脂厚であり，身体密度が皮下脂肪の厚さ（皮脂厚）と負の相関にあることを利用した方法である．測定では，皮膚とその下の脂肪をつまみ，つまみあげられた部位の幅を測定する．若年層の場合（17～26 歳），上腕背部と肩甲骨下部の 2 カ所の皮脂厚（それぞれ S1，S2；単位は mm）から，体脂肪率を算出することができる．20 歳の男性 A さんを例にとって考えてみよう．A さんの皮脂厚が上腕背部で 15 mm，肩甲骨下部で 12 mm だったとする．まず，これらの値から図 11.4 の（1）式に従い，身体密度を算出すると 1.060 kg/L となる．次に，図 11.3 の（3）式に身体密度を代入し体脂肪率を求めると，17.0％という値が得られる．

| | |
|---|---|
| 男性：密度（kg／L）　1.0913−0.00116×（$S_1+S_2$）…………（1） | |
| 女性：密度（kg／L）　1.0897−0.00133×（$S_1+S_2$）…………（2） | |

図 11.4　皮脂厚法による身体密度の算出

　この方法の問題点は，皮脂厚の測定には誤差が生じやすく，測定する者に相当な経験が必要とされること，また内臓の周りに蓄積した脂肪（内臓脂肪）などが考慮されず，精度が高くないことである．

### d．インピーダンス法

　これまで，科学的な機器を用いて体脂肪率を推定するいくつかの方法が開発されてきた．これらのうち，もっとも馴染みの深いものが，市販の体脂肪計に利用されている**インピーダンス法**である．これは脂肪細胞が他の細胞と比べて，電気が伝わりにくい（電気伝導性が低い）ことを利用した方法である．測定は簡単であり，機器を通して足や手からごく弱い電気を流すだけである．条件を一定にすれば，再現性の高い値が得られるが，「水分含有量などの身体状態が変化すると値が変動する」あるいは「日本人の体格の平均値に基づいて値が算出されるため，誤差が生じやすい」などの難点もある．

### e．その他の方法

　その他の方法としては，X 線を利用した**コンピュータ断層撮影（CT）法**や**二重エネルギーX 線吸収（DXA あるいは DEXA）法**，あるいは電磁波を利用した**磁気共鳴画像法（MRI）**などがある．いずれも高価で大がかりな装置を必要とするため，診療や研究の場では用いられているが，一般に普及しているものではない．

**key point**

水中体重法および空気置換法は，体脂肪率を精度よく推定する方法である．また，体脂肪計に用いられているインピーダンス法は，細胞の電気伝導性の違いを利用した方法である．

## 11.3　肥満の判定

### a．体脂肪率からの判定

　肥満とは，単に体重過多を意味するのではなく，「**脂肪が病気のリスクになるほど多量に蓄積した状態**」と定義されている．体脂肪の量は，脂肪細胞の数と脂肪細胞の大きさの2つの因子により決定されるが，成人では脂肪細胞の数はほとんど変化しない．したがって，体脂肪量の変動は，脂肪細胞の大きさが変わるために生じる．

肥満と生活習慣病はきわめて密接な関係にあり，肥満者では糖尿病，高血圧，痛風，肝疾患および動脈硬化症などの発生する頻度が，正常体重者に比べて高い．したがって，肥満であるか否かを正確に判定することは大変重要なことである．肥満の定義から考えて，**体脂肪率を肥満の指標**とするのがもっとも妥当である．体脂肪率が何％を超えたら肥満であるという明確な基準はないが，一般には，**男性で 25％以上**，**女性で 35％以上**のとき，肥満とされている．

 key point 肥満とは，脂肪が病気のリスクになるほど多量に蓄積した状態を指す．

### b．体重と身長からの判定

前述のように肥満であるか否かは体脂肪率を問題としなければならないが，体脂肪率を正確に測定するには，多大な労力と大がかりな装置を必要とする（インピーダンス法を用いて得られた測定値は，正確性に欠ける可能性がある）．そこで，身長と体重の関係から割り出した肥満度の指標がいろいろ提案されている（表 11.1）．

これらは2種類に大別され，1つは身長と体重の関係を一定の式で数量化したものであり，**比体重**，**ローレル指数**，**body mass index（BMI）**などがそれにあたる．もう1つは，身長に対する標準体重を設定し，その人の体重が**標準体重**より，何％多いか少ない

**表 11.1　肥満度の表し方（池上，1994 を改変）**

1. 体脂肪による方法

$$体脂肪率 = \frac{体脂肪（kg）}{体\ 重（kg）} \times 100$$

2. 身長－体重による肥満の指標

$$(1)\ 比体重 = \frac{体重（kg）\times 10^2}{身長（cm）}$$

$$(2)\ ローレル指数 = \frac{体\ 重（kg）}{\{身長（cm）\}^3} \times 10^7$$

$$(3)\ BMI = \frac{体\ 重（kg）}{\{身長（m）\}^2}$$

3. 標準体重との比較

$$肥満度 = \frac{本人の体重 － 標準体重}{標準体重} \times 100$$

標準体重の求め方（kg）

$$(1)\ 桂\ の\ 式：\{身長（cm）－100\}\times 0.9$$

$$(2)\ 徳永らの式：\{身長（m）^2\}\times 22$$

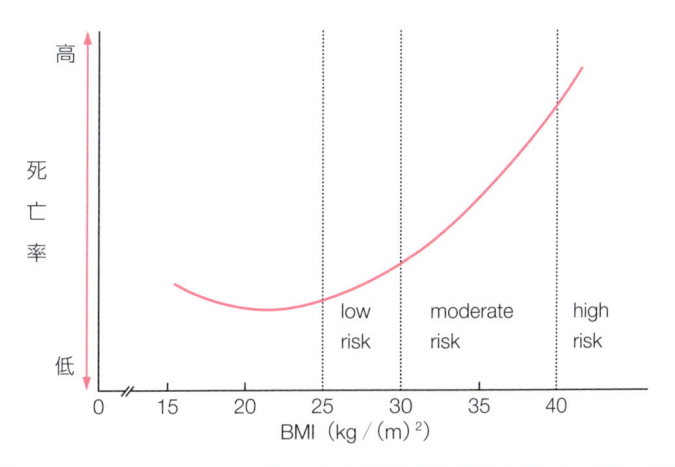

図 11.5　body mass index（BMI）と死亡率の関係（阪本と池田，1992）
死亡率は，BMI が 22.2 のときもっとも低い.

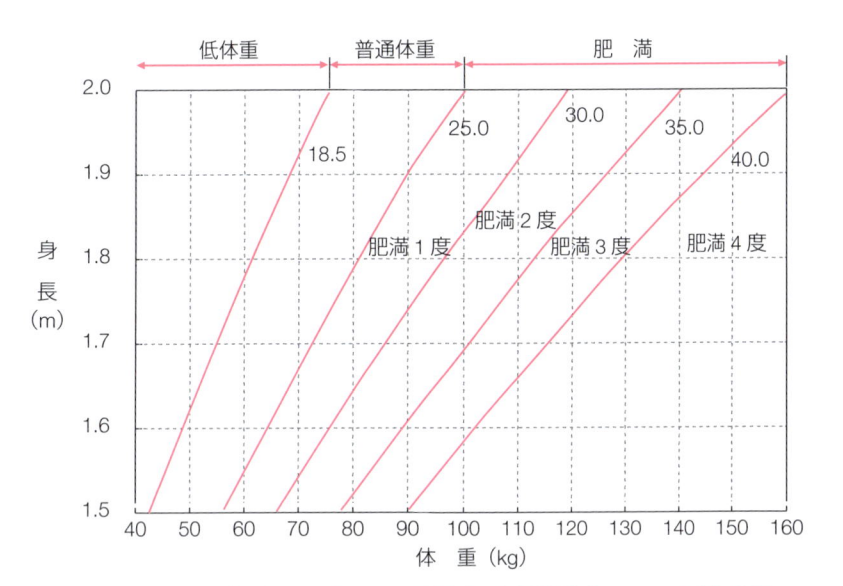

図 11.6　身長，体重および BMI の関係（日本肥満学会，2011 に基づく）
BMI25 以上は，肥満と判定される．図中の数値は BMI を示す.

かで表す方法である.

　体重／身長$^2$で求められる**BMI はカウプ指数**とも呼ばれ，上記の判定基準の中では，体脂肪率との相関が他と比べ比較的高い．図11.5 は BMI と死亡率との関係を表したものである．図からみてとれるように，両者の関係は J 字型になる．男女とも BMI が 22.2 のとき死亡率がもっとも低く，25 を超えるあたりから死亡率が高まる．このような事実を背景に，日本肥満学会は BMI に基づいた肥満度判定の基準を定めている．その基準では，**BMI が 25 以上**を肥満とし，さらにその程度から肥満を 1〜4 度に類別している（図11.6）.

 key point 肥満かどうかは，体脂肪率から判定すべきであるが，身長と体重の関係からも判断することができる．

## 11. 4 肥満のタイプ

### a．かくれ肥満

身長と体重からの判定では，次のような例があるので注意を要する．BMI は 25 未満で肥満とは判定されないが，体脂肪率からは肥満の範疇に入る場合である（図 11.7 カテゴリー2）．このような例は，俗に「**かくれ肥満**」と呼ばれ，多くの場合筋量が少ないことに原因がある．前述のように，体脂肪の蓄積に起因して病気のリスクが高まる．したがって，かくれ肥満者は肥満予備群（カテゴリー3 および4）とあわせ，自分の健康状態に十分気をつける必要がある．かくれ肥満とは逆に，BMI では肥満と判定されるが，体脂肪率は標準以下の場合もある（カテゴリー5）．スポーツ選手などで，筋肉がよく発達している者にみられる例である．

### b．内臓脂肪型肥満

肥満者の体型から，肥満は**洋ナシ型肥満**と**りんご型肥満**の2つに分けられる（図 11.8）．洋ナシ型肥満は，腰から下半身に脂肪が

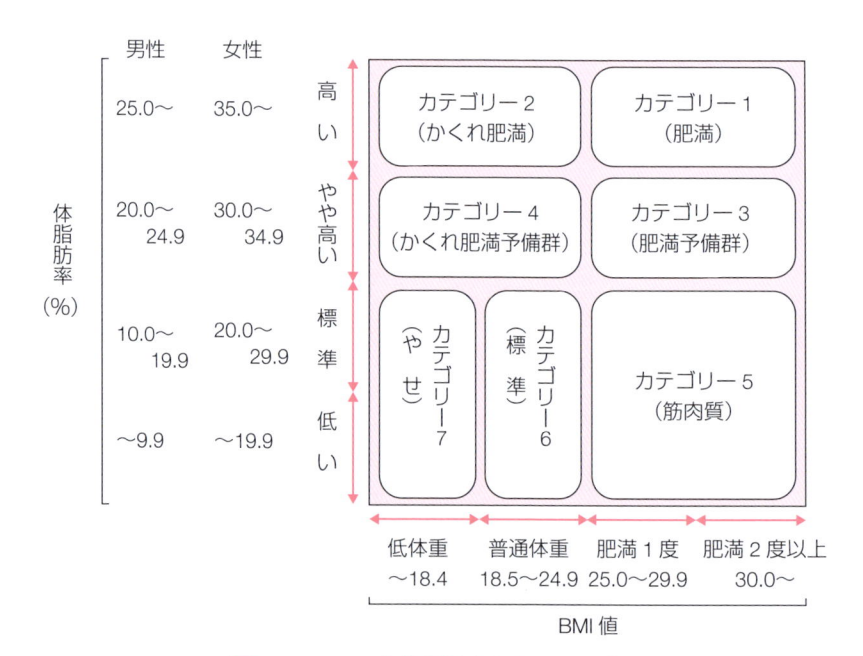

**図 11.7　BMI と体脂肪率からみた肥満**
BMI だけからでは，肥満をみのがす場合がある．

りんご型　　　　　　　　　　　洋ナシ型

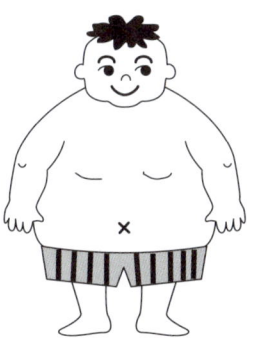

**図 11.8　肥満のタイプ**

肥満には，上半身に脂肪が蓄積するりんご型肥満と，下半身に脂肪が蓄積する洋ナシ型肥満がある．りんご型肥満の中で，内臓脂肪の蓄積量が多いタイプは内臓脂肪型肥満と呼ばれる．

蓄積する肥満であり，りんご型肥満は，上半身に脂肪が蓄積する肥満である．りんご型肥満はさらに，内臓脂肪が多い**内臓脂肪型肥満**と腹壁の皮下脂肪が多い**皮下脂肪型肥満**とに細分される．洋ナシ型肥満と比べりんご型肥満の方が，また皮下脂肪型肥満と比べ内臓脂肪型肥満の方が**健康に対するリスク**が大きい．

　内臓脂肪型肥満かどうかは，BMI とウエスト周囲長からおおよその判断ができ，BMI が 25 以上で，かつ立位姿勢で息を吐いたときのウエスト周囲長が，男性で 85 cm 以上，女性で 90 cm 以上の場合，その可能性が疑われる．正確な診断は CT 法を用いて行われ，腹部の断面像を撮影し，内臓脂肪面積が 100 cm$^2$ 以上の場合，内臓脂肪型肥満の診断がくだされる．

　**肥満症**とは，肥満者で治療を必要とする疾病を指す．BMI が 25 以上で減量を必要とする健康障害を発症している者，および健康障害がなくても内臓脂肪型肥満者は肥満症と判定される．

 key point

BMI からだけでは，肥満の判定を誤ることがある．また，内臓脂肪型肥満はそれ自体が病気の 1 つである．

## 11.5　最低体重

　最低体重とは，健康を害さない体重の下限のことであり，除脂肪体重に生命を維持するために必要な最低限の脂肪（必須脂肪）を足した重さである．必須脂肪の量は，成人男子（大学生年齢に相当）で体重の約 3 ％，成人女子（大学生相当年齢）で 12 ～ 14 ％であるといわれている．これを下回ると，正常な生理機能や運動能力の低下

あるいはホルモンの異常が起こり，健康な生活を営むことができなくなる．

#### ◆ 要 約 ◆

1. 身体組成を表すモデルとしては，脂肪とそれ以外の部分に分けるモデルが広く用いられている．脂肪以外の部位の重さを除脂肪体重という．

2. 体脂肪率を推定する方法の中で，水中体重法および空気置換法は精度の高い測定法である．これに対して，皮脂厚法およびインピーダンス法は，測定を簡便に行えることに特徴がある．

3. 体脂肪量は，脂肪細胞の数と脂肪細胞の大きさの2つの因子により決定される．成人では，脂肪細胞の数はほとんど変化せず，体脂肪量の増減は，脂肪細胞の大きさの変化に依存する．

4. 肥満とは，脂肪が病気のリスクになるほど多量に蓄積した状態を指す．したがって，肥満かどうかは，体脂肪率から判定すべきであるが，身長と体重の関係（BMI など）からも肥満度を判断することができる．

5. BMI からだけでは，体脂肪率の高い者を非肥満者と判定したり，体脂肪率の低い者を肥満者と判定したりすることがある．内臓に多くの脂肪が蓄積している内臓脂肪型肥満は，健康障害がなくてもそれ自体が病気の1つであり，治療を行う必要がある．

6. 最低体重とは，健康を害さない体重の下限のことであり，除脂肪体重に生命を維持するために必要な最低限の脂肪（必須脂肪）を足した重さである．

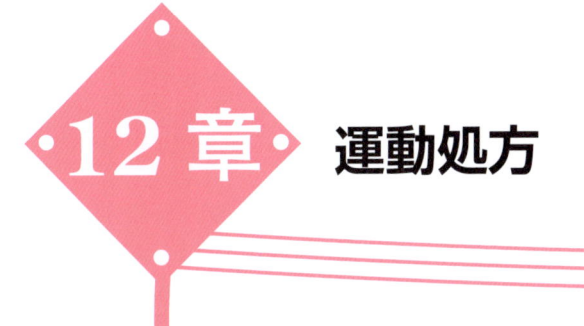

# 12章 運動処方

## 12.1 運動処方とは

　動物の進化は，食物獲得競争の歴史とともにあったといえよう．環境に適応するとともに，十分な食物を安定して得ることができるよう進化した動物のみが，地上に生き残ることができたのである．生き残った野生の動物の中には，速く走ることができたり，驚くような長距離を移動できたりするものもいる．人間は運動能力という点では，際立って優れた種であるとはいい難いが，知的側面を生かし自然淘汰に打ち勝つことができた．

　このような進化の歴史は，人間を含め多くの動物のからだに，「**ある一定量以上の身体活動を行って，初めてからだの機能を正常に保つことができる**」といった，植物にはみられない特質を持たせることとなった．つい数百年前までは，野生動物と同様に，人間も1日の多くの時間を，からだを動かし食物を得ることに費やしていた．ところが，文明社会ではさまざまな機械が開発され，便利さと引き換えに，日常生活での身体活動量の減少を余儀なくされた．そのため，活動量が一定量に達していない人の数が増え，かつてより高い頻度で種々の疾患を引き起こすこととなった．このことは，「2階建てバスで勤務する運転手と車掌とを比較すると，心筋梗塞の発生率は，運動量の少ない運転手の方が明らかに高い」ことを示す英国で行われた調査（1953年実施）に象徴されている．その後，身体活動量の少ない職種の人たちに共通してみられる一連の疾患が存在することが明らかとなり，これらは**運動不足病**と呼ばれるようになった．

　処方とは，治療のために患者に与える薬の名や分量などを，医師が指示することである．前述のように，運動不足病の原因は身体活動量の不足である．したがって，薬と同様に運動がこれらの疾病の治療に有効であることは明らかであり，そのような目的で運動プログラムを作成し，運動を行わせることを**運動処方**という．ただし，運動処方の目的の中には，単に疾患を治癒させることだけではなく，

健康や体力を維持・増進することも含まれる．したがって，運動を行うことがからだにマイナスの影響を与えることになる人，あるいは運動を実施することが不可能な人などを除く，大多数の人が運動処方の対象となりうる．

 **key point** 運動処方とは，疾病の治癒あるいは健康や体力の維持・増進を目的として，運動を行わせることを指す．

## 12.2 健康と体力

### a．健康とは

運動処方が健康や体力と深くかかわる以上，これらが何を指すのか把握することは重要である．健康のとらえ方は歴史とともに変遷してきたが，「単に**病気や異常がない**ばかりではなく，**身体的**にも，**精神的**にも，また**社会的**にも良好な状態」とした世界保健機関の定義が，一般に受け入れられている．

これは，ヒトの健康は，からだはもちろん精神的活動や社会とのかかわりも含めて捉えるべきであるとする考え方である．

一方，人間ドックでの検査で何らかの異常を示す人は，全体の50〜70％にも達することから，世界保健機関の示す健康の定義は，あくまで理想的な状態を指すものであるとの指摘もある．そのような立場からは，「健康とは，**環境に適応**し，かつその人の**能力が十分に発揮**できる状態」と捉える考え方が提案されている．これは，「たとえ，からだに多少の異常を抱えていても，社会的に十分な営みができれば健康とみなす」とする，動的な側面の重要性を強調した概念である．

このように健康が抽象的な概念であるため，これを定量的に評価することは難しいが，集団の健康状態を表す指標としては，死亡率や平均寿命などが一般に用いられている．また，個人の健康の指標には，病気のなりやすさの程度を示す健康危険度評価などがある．危険度は，肥満度，血圧，血清脂質，喫煙の有無，家族歴などから評価される．

### b．体力とは

体力とは，人間の活動や生存の基礎となる身体的能力であり，**行動体力**と**防衛体力**の2つに分けることができる（図12.1）．行動体力は行動に直接かかわる要素であり，行動を起こす力，行動を持続する力および行動を調節する力が含まれる．これらには，筋機能，呼吸循環機能，神経機能，関節機能などが関与する．これに対して，

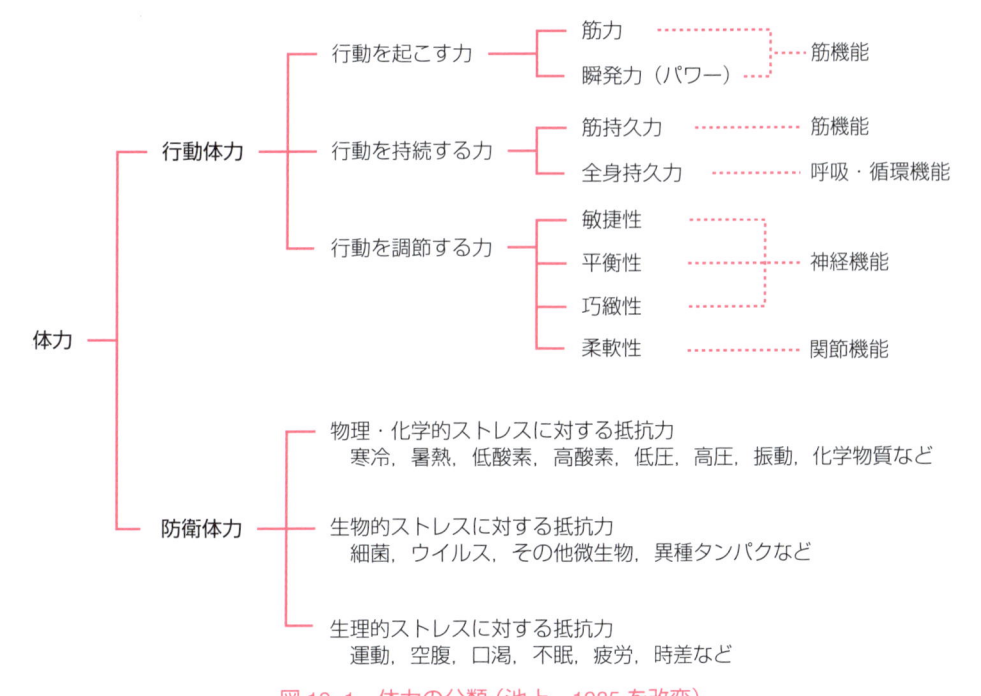

**図 12.1　体力の分類（池上，1985 を改変）**
体力は行動体力と防衛体力に分けることができ，両者とも複数の要因から成り立っている．

　防衛体力は生存にかかわる要素であり，からだにとって不利となる外部環境の変化（さまざまなストレス）に対して，生体の内部環境を一定に保つ能力である．

　運動能力を直接規定するのは，主として行動体力である．しかしながら，その**行動体力を根底で支えている**ものが防衛体力である．たとえば，防衛体力が低く，病気にかかりやすかったり，暑さ寒さなどで容易に体調を崩してしまったりするようでは，十分な運動を行うことができず，行動体力を著しく向上させることはできないであろう．

### c．健康と体力との関係

　防衛体力が生命の維持にかかわる能力であることから，健康と密接な関係があることは容易に理解できる．防衛体力と比べ，行動体力と健康との関係は複雑である．例として，握力について考えてみよう．大きな値を記録するためには，前腕の屈筋が大きな収縮力を発揮する必要があるが，それができたからといって，健康に大きく影響するとは考えにくい．行動体力を構成する多くの他の要素についても，同様のことがいえよう（図 12.1）．日常生活で健康を維持するために，行動体力は特に高い水準にある必要はなく，**一定のレベルを満たしていればよい**と考えられる．

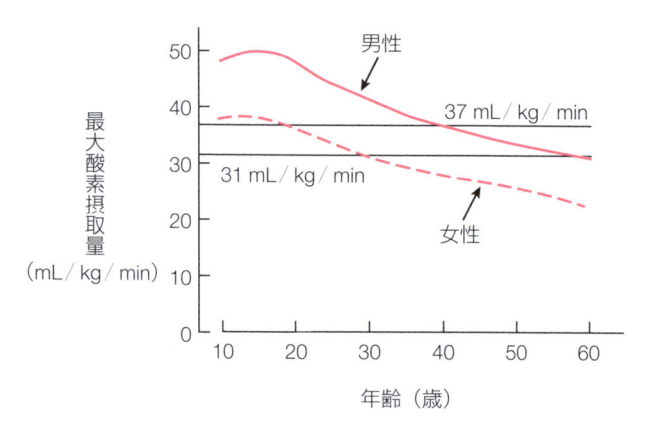

**図 12.2　加齢に伴う最大酸素摂取量の変化（首都大学東京体力標準値研究会，2005 を改変）**
最大酸素摂取量は 10 歳代後半から徐々に低下し，男性では約 40 歳，女性では約 30 歳で目安となる値を下回る.

　　しかし，例外が 1 つある．それは**全身持久力**である．全身持久力は，酸素運搬系（肺，血管，心臓など）や組織の酸素利用系など，生命を維持する上での基礎的な生理機能に支えられており，健康との関連性がきわめて高いとされている．実際，全身持久力が低い者ほど，運動不足病（心筋梗塞，高血圧，動脈硬化症，糖尿病など）の発生率が高いことが知られている．全身持久力は，最大酸素摂取量で表すことができる（6 章参照，p56）．どの程度の最大酸素摂取量を維持すればよいのかについては，統一した見解は得られていないが，男性で 37 mL/kg/min，女性で 31 mL/kg/min が一応の目安とされている．図 12.2 は，平均的な人の加齢に伴う最大酸素摂取量の変化を示している．男性では約 40 歳，女性では約 30 歳で目安の値を下回ってしまう．適切な運動は生涯を通して行うことにこしたことはないが，これらの事実は，少なくともこの年齢以降は，日常生活に意識的に運動を取り入れるなど，全身持久力の低下を抑えるような努力が必要であることを示している.

 **key point**　体力は行動体力と防衛体力とに分けることができ，両者とも複数の要素から成り立っている．健康は，行動体力の中では全身持久力と密接な関係にある.

## 12.3　運動の備えるべき条件

### a．運動処方の自由度
　　これ以上の運動には危険性が伴うという運動強度や運動量の上限

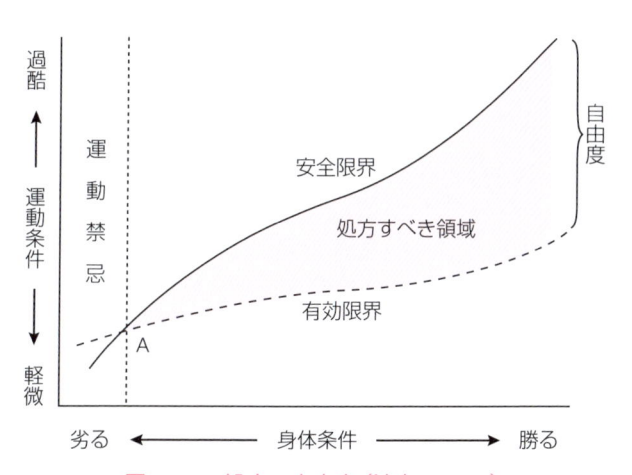

**図 12.3　処方の自由度** (池上, 1985)

安全限界と有効限界の間を自由度と呼ぶ. この自由度は, 身体条件の悪い者ほど小さい.

を**安全限界**, これ以下では運動による効果が見込めないという下限を**有効限界**という (図 12.3). 安全限界と有効限界の間が処方すべき運動領域であり, **処方の自由度**と呼ばれる. この自由度は身体条件に左右され, 条件が悪い者ほど小さい. このことは, 高齢者や健康に問題がある人ほど, 許容される運動の条件はせばまり, 条件を厳密に規定しないと, すぐに安全限界を上回ったり有効限界を下回ったりすることを意味する. 図 12.3 の A 点より左では, 安全限界が有効限界を下回る. この領域に位置する人は, 有効な運動はすべて危険な運動ということになり, 運動処方の対象から外れる.

### b．運動処方の原則

効果的な運動処方を施すためには, 作成された運動プログラムの中に, 以下の原則が盛り込まれていなければならない.

### 1）過負荷

身体諸器官の機能を効率よく改善するためには, **すでに持っている能力を十分に刺激する**ことが重要である. すなわち, 日常の運動で身体にかかる負荷を運動処方で行う最低限の運動強度とし, それより高い強度の運動を取り入れる必要がある. この運動強度の設定が適切でないと, 望むべき効果を得ることは難しい. この運動強度に関する原則を**過負荷の原則**という.

### 2）漸進性（ぜんしんせい）

病気や怪我で長期間入院していた人が, 退院し運動を始めたとしよう. 入院の影響でからだの諸器官の機能がかなり低下しているため, 初期には 10 分程度の散歩でも, 運動による身体機能の向上が

みられる．ところが，体力がある一定の水準に達すると，10分の散歩ではそれ以上の効果がみられなくなる．これは体力水準が高まったため，同じ運動を行っても，からだへの負担が初期と比べ小さくなったためである．さらに高いレベルを目指すためには，運動の負荷（強度，継続時間，頻度）を**徐々に増やす**必要がある．これが**漸進性の原則**である．

### 3）反復性

技術を習得する場合は，「こつ」をつかむと一気に上達することがあるが，体力の場合は短期間で目覚しく向上することはありえない．**定期的に繰り返し**運動を行って，初めて効果が現れる．このことを**反復性の原則**と呼ぶ．

### 4）継続性

「若いころ運動を行っていたので，体力や健康に自信がある」と口にする中高年者を目にすることがあるが，これは必ずしも正しくはない．運動によって高まった体力は，運動を止めれば元にもどってしまう．効果を維持するためには，運動を**続けて行う**必要があり，このことを**継続性の原則**という．体力に関しては，「昔取ったきねづか」はないのである．

### 5）個別性

体力には個人差があるため，すべての人に同じトレーニングを行わせても効果は薄い．個々人の**バックグラウンドを配慮**した運動を処方することが重要であり，このことを**個別性の原則**という．いわゆる「十把一からげ」ではなく，一人一人をみすえて運動処方を作成しなければならない．配慮すべきバックグラウンドの中には，体力水準だけではなく，年齢，性別，運動習慣，生活環境，趣味なども含まれる．

### 6）意識性

運動を行う本人が，その**目的を的確に把握している**場合とそうでない場合とでは，得られる効果に大きな差が出ることが多く，これを**意識性の原則**という．したがって，運動を指導する側の立場としては，対象者がその意味を理解しながら，運動を進めるよう方向づけをすべきである．

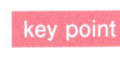 身体条件が劣る人ほど，処方できる運動条件は限定される．また，効果的な運動処方を施すためには，作成される運動プログラムの中に，運動処方の原則が盛り込まれていなければならない．

## 12.4 運動処方の実際

### a．運動処方の流れ

運動処方を受ける人は，最初に既往歴，運動歴および日常生活（食事の好みや睡眠時間など）などに関する問診を，次に臨床検査を受ける（図12.4）．**臨床検査**の目的は，現在の疾患の有無や健康状態を確認することである．

臨床検査で，その人にとって運動がマイナスにはならないと判定されれば，**体力検査**，**運動負荷検査**へと移っていく．運動負荷検査では，実際に運動を行い，循環器系を中心に異常が発生しないかどうかを検査する．通常，自転車エルゴメータを用い，徐々に負荷を上げていく様式の運動が用いられる．運動中，心拍数，心電図あるいは血圧などをチェックし，**運動強度の上限**（安全限界）を決定するのに必要な情報を得る．

これら一連の事前検査で得られた情報に基づき，個々に合った運動処方が作成され，運動が実施されることとなる．運動の効果はおおよそ1カ月程度で現れるので，この期間を目安に体力を再測定し，必要に応じて運動の内容を変更すると効果的である．また，1年に1回程度の割合で，これまで説明してきた流れに沿って，定期検査

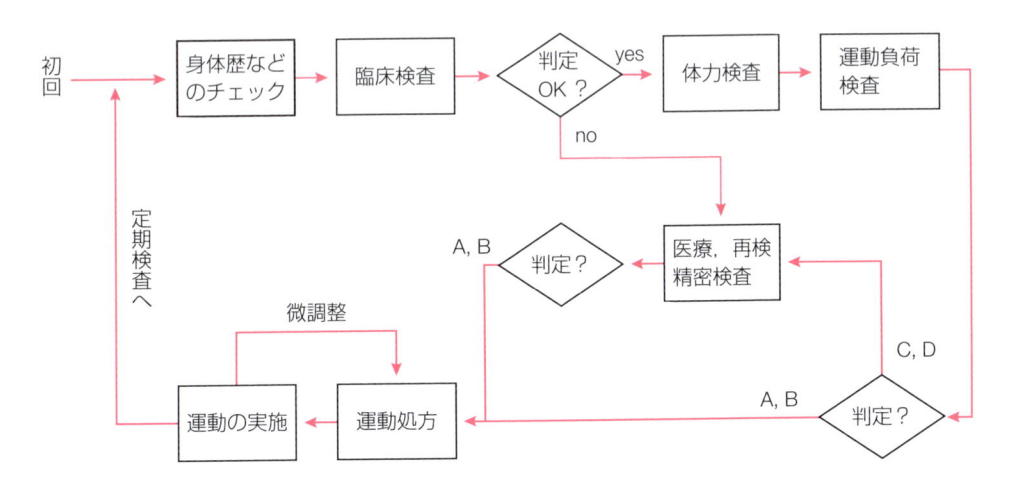

A：異常なし　　B：異常があるが支障なし　　C：要精密検査　　D：要治療

図12.4　運動処方の手順（池上，1987）

を受けることが推奨される（図 12.4）.

### b．運動処方を構成する要素
#### 1）運動種目

前述のように，全身持久力の高低が健康に深く関与しているため，この能力を高める運動，すなわち呼吸・循環器系の改善をもたらす**有酸素運動**が，運動処方では頻繁に用いられる．運動によって多くの酸素を消費することが重要であり，効果的な運動の条件としては，全身の大きな筋肉（特に脚筋）を活発に動かす様式であること，少なくとも 5 分間以上休むことなく運動を継続できることなどがあげられる．ただし，疲労困憊に至るような激しい運動を行う必要はない．また，長期間続けられるように，比較的手軽に取り組め，本人にとって楽しいと感じられるものを選ぶとよい．具体的には，ウォーキング，ジョギング，水泳，サイクリング，エアロビックダンスなどが行われることが多い．

加齢に伴って健康的な生活を送ることができにくくなる原因の 1 つが，下肢や腰部の筋力が低下することにあるため，近年，有酸素運動に加え**筋力トレーニング**も取り入れられるようになった．しかしながら，これらの運動は血圧の上昇を伴うので，高血圧の人は過度な強度にならないような注意が必要である．

#### 2）運動強度

行う運動の強度は，運動中に，最大酸素摂取量（$\dot{V}O_2max$）に対して何％の酸素を消費しているかによって示すことができる．たとえば，$\dot{V}O_2max$ が 3.0L/min の人が，運動中 2.0L/min の酸素を消費したとすると，この運動の強度は 67％$\dot{V}O_2max$（＝2.0÷3.0×100）と表すことができる．全身持久力を高めたり維持したりするためには，健常な人では**50％$\dot{V}O_2max$**以上の運動を行う必要があるとされている．もちろん低体力者では，それ以下の強度でも効果がみられる．50〜85％$\dot{V}O_2max$ の間では，強度が高いほうが大きな効果が得られるが，健康づくりを目的とする場合，安全性やからだへの負担を考慮し，有効限界である 50％$\dot{V}O_2max$ に近い強度での運動を行うべきであろう．

特別な機器がなくとも，**心拍数**（最大心拍数，安静時心拍数および運動時心拍数）から，おこなっている運動強度（％$\dot{V}O_2max$）を知る方法がある．例として，「A さん（年齢 40 歳，安静時心拍数が 60 回/分）が，ジョギング中の心拍数を測定したところ 132 回/分であった」として運動強度を算出してみよう．ここでは，最大心拍数から安静時心拍数を引いた値を**予備心拍数**，運動時心拍数から安静時心拍数を引いた値を**上昇心拍数**と呼ぶことにする（図 12.5

$$\text{最大心拍数(回/分)}=220-\text{年齢(歳)} \cdots\cdots\cdots\cdots\cdots\cdots (1)$$
$$\text{予備心拍数(回/分)}=\text{最高心拍数(回/分)}-\text{安静時心拍数(回/分)} \cdots\cdots (2)$$
$$\text{上昇心拍数(回/分)}=\text{運動時心拍数(回/分)}-\text{安静時心拍数(回/分)} \cdots\cdots (3)$$
$$\%\,\text{予備心拍数}=\frac{\text{上昇心拍数(回/分)}}{\text{予備心拍数(回/分)}}\times100 \cdots\cdots\cdots\cdots\cdots\cdots (4)$$

**図 12.5　心拍数による運動強度の算出**
最大心拍数，安静時心拍数および運動時心拍数から，運動強度を算出することができる．

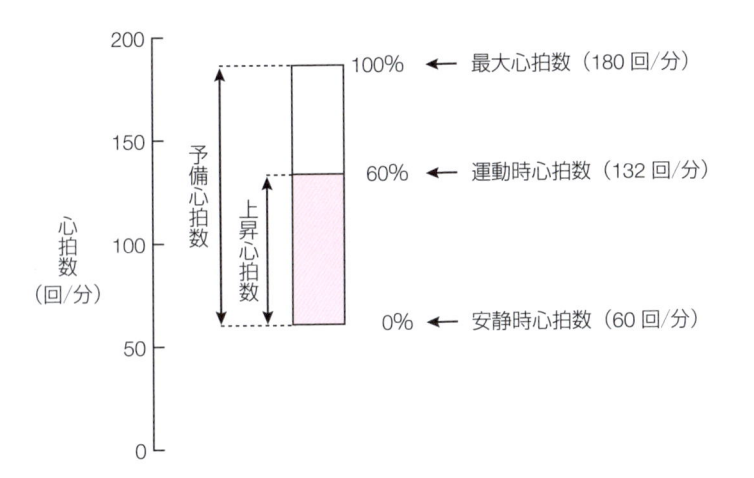

**図 12.6　予備心拍数と上昇心拍数**
予備心拍数に対する上昇心拍数の割合が，運動強度（%$\dot{V}O_2$max）を示す．

および図 12.6）．最大心拍数は，220 から年齢を引くことによって求められる（図 12.5 の（1）式）．A さんの最大心拍数は 180 回/分（=220－40），運動時心拍数は 132 回/分，安静時心拍数は 60 回/分であるので，予備心拍数は 120 回/分（=180－60），上昇心拍数は 72 回/分（=132－60）となる（図 12.5 の（2）式および（3）式）．この 2 つの値から，**予備心拍数に占める上昇心拍数の割合（%予備心拍数）は 60 %**（=72÷120×100）であることがわかる（図 12.5 の（4）式および図 12.6）．この 60 という数値が %$\dot{V}O_2$max で表した運動強度にほぼ相当する．したがって，A さんの行っているジョギングの運動強度は，60 % $\dot{V}O_2$max となる．運動時心拍数は，一定強度の運動を 3〜4 分以上続けた後，立ち止まり 15 秒間脈拍を数え，その数値を 4 倍し 10 足すことで知ることができる．

### 3）運動時間

　1 回に必要な運動時間は，主として運動強度や運動頻度に左右される．健康づくりが目的である場合，1 回の運動時間は，週に 5 回

表 12.1　健康づくりのための運動時間（池上，1984）

| 運動強度 | 運動時間 |
|---|---|
| 50% $\dot{V}O_2max$ | 30〜40 分 |
| 60% $\dot{V}O_2max$ | 20〜30 分 |
| 70% $\dot{V}O_2max$ | 10〜20 分 |

表 12.2　健康づくりのための運動量と目標心拍数（進藤と橋本，1989 を改変）

| | 年　齢 | | | | |
|---|---|---|---|---|---|
| | 20 歳代 | 30 歳代 | 40 歳代 | 50 歳代 | 60 歳代 |
| 1 週間の総運動時間（分） | 180 | 170 | 160 | 150 | 110 |
| 目標心拍数（回/分） | 135 | 130 | 125 | 120 | 115 |

総運動時間は，50% $\dot{V}O_2max$ の運動を行った場合，望ましい最大酸素摂取量を維持できる数値である．また，目標心拍数は，安静時心拍数が 70 回/分の人が，50% $\dot{V}O_2max$ の運動を行ったときの値である．

程度運動を行う人では表 12.1 に示す値が，また 1 週間の総運動時間は，50% $\dot{V}O_2max$ の運動を行うのであれば表 12.2 に示す値が目安となる．ここに示す時間は，あくまで望むべき最大酸素摂取量（男性：37 mL/kg/min 以上，女性：31 mL/kg/min 以上）を維持するために必要な数値であり，それ以上を目指すのであれば，運動強度あるいは運動時間を多めにとらなければならない．また，運動に慣れていない人は，この値にとらわれず無理のないところから始めるとよい．運動に十分な時間が割けない場合は，通常，1 回で行う運動を 2 回に分けて実施するなど，柔軟に対応する必要がある．

### 4）運動頻度

　翌日にまったく疲労が残らないような軽度な運動ならば，毎日行うのが理想的である．一方，多少なりとも疲労感が残存する場合は，休養日を設ける必要がある．1 週間に何日運動したらよいかは，1 回の運動の内容，運動歴，体調，気象条件などによって変わる．週に 1 回だけの運動では，次に運動を行うまでに効果はほとんど消えてしまい，身体機能の向上は期待できない．一般に，週 3 回以上，可能ならば 5, 6 回できればよいとされている．

 key point

安全でかつ効果的な運動処方を作成するためには，対象者の身体的特性や好みに応じて，運動の種類，強度，継続時間，頻度などを多様に組み合わせなければならない．

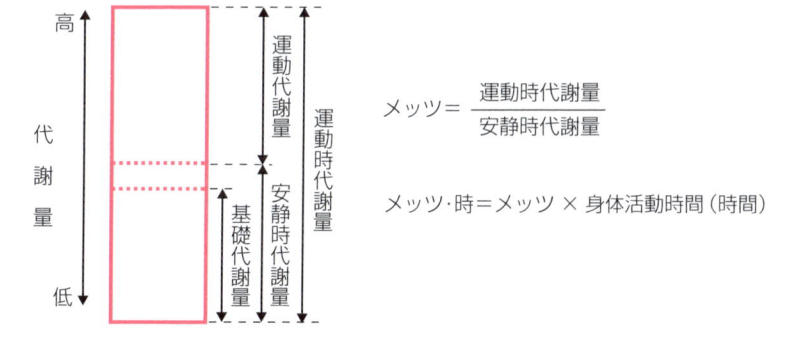

**図 12.7　代謝量とメッツ**
メッツとは身体活動の強度を示す指標であり，運動時代謝量を安静時代謝量で除した値である．また，メッツに身体活動時間を乗じたメッツ・時は，エネルギー消費量を示す指標である．

### c．メッツを用いた身体活動基準
### 1）メッツとは

　ここでは，ヒトの身体活動を「**生活活動**」と「**運動**」とに分けることにする．生活活動とは，日常生活で行わなければならない身体活動（労働，家事，通勤・通学など）を，また運動とは，健康や体力の維持・増進あるいは娯楽などを目的として意図的に行われる身体活動（スポーツ活動など）を指す．ここまで，運動処方として有効な運動の強度，時間，頻度などについて述べてきた．しかしながら，これを忠実に実施しようとすると，心拍数や運動継続時間を測定する必要があり，日常生活の中ではどちらかというと煩雑な作業となる．また，生活活動もからだにプラスの効果をもたらすが，その強度は心拍数などからは把握しにくい．

　このような問題点に対して，厚生労働省は，生活活動も含めさまざまな身体活動をどの程度実施したらよいかを定めた分かりやすい基準を示している（健康づくりのための身体活動基準 2013）．これには，身体活動の強度を表す指標として「**メッツ**（metabolic equivalents：METs）」が使われている．ヒトが消費するエネルギーは，基礎代謝量（生きていくのに最低限必要なエネルギー），安静時代謝量（座位状態で消費するエネルギー）および運動代謝量（運動によって消費するエネルギー）に分けられる（図 12.7）．安静時代謝量と運動代謝量との和は，運動時代謝量と呼ばれ，メッツとは，この**運動時代謝量が安静時代謝量の何倍なのかを示した値である**．表 12.3 に，各種生活活動および運動のメッツを示した．

### 2）メッツ・時と消費エネルギー量

　メッツに身体活動を行った時間を乗じた「**メッツ・時**」は，エネ

### 表 12.3　生活活動および運動とメッツ（健康づくりのための身体活動基準 2013 を改変）

| メッツ | 活動の例 |
|---|---|
| **生活活動** | |
| 1.8 | 立位（会話，電話，読書），皿洗い |
| 2.0 | ゆっくりした歩行（平地 53 m／分未満），洗濯，料理や食材の準備 |
| 2.8 | ゆっくりした歩行（平地 53 m／分） |
| 3.0 | 普通歩行（平地 67 m／分），子どもの世話（立位），大工仕事 |
| 3.3 | カーペットやフロア掃き |
| 3.5 | 歩行（平地 75〜85 m／分），楽に自転車に乗る（8.9 km／時），階段を下りる，庭の草むしり |
| 4.0 | 自転車に乗る（16 km／時未満），階段を上る（ゆっくり），高齢者などの介護，屋根の雪下ろし |
| 4.3 | やや速歩（平地 93 m／分） |
| 5.0 | 速歩（平地 107 m／分） |
| 5.5 | シャベルで土や泥をすくう |
| 5.8 | 子どもと遊ぶ（歩く／走る，活発に），家具・家財道具の移動・運搬 |
| 7.8 | 農作業（干草をまとめる，納屋の掃除） |
| 8.8 | 階段を上る（速く） |
| **運　動** | |
| 2.3 | ストレッチング |
| 2.5 | ヨガ，ビリーヤード |
| 3.0 | ボーリング，社交ダンス |
| 3.5 | 自体重を使った軽い筋力トレーニング，体操（軽・中程度），自転車エルゴメータ（30〜50 ワット），ゴルフ（手引きカート使用） |
| 4.0 | 卓球，ラジオ体操第 1 |
| 4.5 | テニス（ダブルス），水中歩行，ラジオ体操第 2 |
| 5.0 | 野球，ソフトボール，サーフィン |
| 6.0 | ゆっくりとしたジョギング，水泳（ゆっくり泳ぐ），バスケットボール |
| 6.5 | 山を登る（0〜4.1 kg の荷物を持って） |
| 7.0 | ジョギング，サッカー，スキー，スケート，ハンドボール |
| 7.3 | テニス（シングルス），山を登る（4.5〜9.0 kg の荷物を持って） |
| 8.3 | ランニング（134 m／分），水泳（クロール，46 m／分未満），ラグビー |
| 9.0 | ランニング（139 m／分） |
| 9.8 | ランニング（161 m／分） |
| 10.0 | 水泳（クロール，69 m／分） |
| 11.0 | ランニング（188 m／分），自転車エルゴメータ（161〜200 ワット） |

身体活動は，生活活動と運動に分けられる．

ルギー消費量の概算を表す指標である（図 12.7）．ヒトが摂取する酸素の量（酸素摂取量）は，消費したエネルギー量に相当するので，メッツ・時から酸素摂取量を算出すれば，エネルギー消費量を求めることができる．

　例として，体重 60 kg の人が卓球を 1 時間行った場合の消費エ

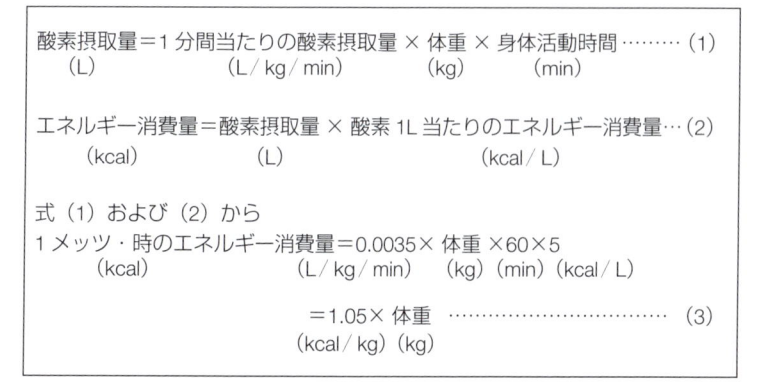

図 12.8　酸素摂取量およびメッツからの消費エネルギー量の算出

ネルギーを算出してみよう. ヒトの場合, 安静時の体重 1 kg 当たりの酸素摂取量は約 3.5 mL/kg/min (＝0.0035 L/kg/min；これが 1メッツとなる) であり, 酸素を 1 L 摂取すると 5 kcal のエネルギーが消費される. これらの数値から, まず 1 メッツ・時におけるエネルギー消費量を算出することにする. この時の酸素摂取量は, 図 12.8 の (1) により 12.6 L (＝0.0035 L/kg/min × 60 kg × 60 min) となり, エネルギー消費量は 63 kcal (＝12.6 L × 5 kcal/L；図 12.8 (2) 式) となる. 卓球は 4 メッツの運動であり (表 12.3), 卓球を 1 時間行った時, すなわち 4 メッツ・時の身体活動を実施した場合のエネルギー消費量は 252 kcal (＝63×4) となる. メッツ・時の便利なところは, **1 メッツ・時のエネルギー消費量はその人の体重の値とほぼ同じになり** (体重 60 kg であれば約 60 kcal；正確には体重×1.05 [図 12.8 (3) 式]), 身体活動を行った際のエネルギー消費量を容易に算出できる点である.

### 3) 身体活動基準

「健康づくりのための身体活動基準 2013」では, 運動不足病の発症を低減できる身体活動 (生活活動＋運動) の基準として, 18〜64歳では, **3 メッツ以上の強度で 1 週間に 23 メッツ・時の活動**が, 65 歳以上では, 運動強度を問わず, **毎日 40 分程度, 週に 10 メッツ・時の活動**が提示されている (表 12.4). 週 23 メッツ・時の身体活動は, 1 日 8,000〜10,000 歩を毎日歩くのに相当する. また, 運動の基準としては, 3 メッツ以上の強度で週に 4 メッツ・時の活動が示されている (18〜64 歳). さらに, 維持すべき全身持久力の目安もメッツを用いて提示されており (表 12.5), たとえば, 18〜39歳の男性では, 11.0 メッツの身体活動を 3 分間継続できれば, その年代の基準を満たしている.

#### 表 12.4　身体活動の基準（健康づくりのための身体活動基準 2013 概要を改変）

| | 身体活動（生活活動＋運動） | 運　動 |
|---|---|---|
| 65 歳以上 | 運動強度を問わず，身体活動を毎日 40 分（＝10 メッツ・時/週） | |
| 18〜64 歳 | 3 メッツ以上の強度の身体活動※1) を毎日 60 分（＝23 メッツ・時/週） | 3 メッツ以上の強度の運動※2) を週 60 分（＝4 メッツ・時/週） |

※1）歩行またはそれと同等以上
※2）息が弾み汗をかく程度

#### 表 12.5　全身持久力の基準（健康づくりのための身体活動基準 2013 概要）

| | 18〜39 歳 | 40〜59 歳 | 60 歳以上 |
|---|---|---|---|
| 男性 | 11.0 メッツ | 10.0 メッツ | 9.0 メッツ |
| 女性 | 9.5 メッツ | 8.5 メッツ | 7.5 メッツ |

提示されている強度の身体活動を 3 分以上継続できれば，基準を満たしている．

**key point**

メッツは運動強度の，またメッツ・時はエネルギー消費量の指標である．多くの世代では，健康づくりのためには，1 週間に 23 メッツ・時以上の身体活動を行うとよい．

### ◆ 要 約 ◆

1. 現代社会では，運動不足が原因で起こる疾病（運動不足病）に罹患する人の割合が増加している．運動処方とは，疾病の治癒あるいは健康や体力の維持・増進を目的として，運動を行わせることを指す．

2. 世界保健機関は，健康を「単に病気や異常がないばかりではなく，身体的にも，精神的にも，また社会的にも良好な状態」と定義している．

3. 体力は，行動体力と防衛体力の 2 つに分けることができる．行動体力は行動に直接かかわる要素であり，行動を起こす力，行動を持続する力および行動を調節する力が含まれる．防衛体力は生存にかかわる要素であり，外部環境の変化に対して，生体の内部環境を一定に保つ能力である．

4. 全身持久力が低い人ほど，心筋梗塞，高血圧，動脈硬化，糖尿病などの運動不足病に罹患する確率が高い．全身持久力を低下させないためには，日常生活で十分な運動を行わなければなら

ない.

5. 健康づくりのための運動では，安全であること，有効であること，楽しめるものであることの3つが基本的な条件である．健康に問題がある人ほど，行うことのできる運動の条件は限定される．

6. 運動処方のなかには，過負荷の原則，漸進性の原則，反復性の原則，継続性の原則，個別性の原則，意識性の原則が盛り込まれている必要がある．

7. 安全でかつ効果的な運動処方を作成するためには，対象者の身体的特性や好みに応じて，運動の種類，強度，継続時間，頻度などを多様に組み合わせなければならない．

8. 運動処方では，呼吸・循環器系の機能を改善する有酸素運動が一般に用いられている．近年，これに加え，筋力トレーニングも取り入れられるようになった．

9. 健康づくりが目的の場合は，安全性と有効性の観点から，最大酸素摂取量の50％にあたる強度で運動を行うことが望ましい．行っている運動の強度は，心拍数から知ることができる．

10. メッツ（METs）とは運動強度の指標であり，運動時の代謝量を安静時の代謝量で除した値である．また，メッツ・時はエネルギー消費量の指標であり，メッツに身体活動時間を乗じた値である．

11. 健康づくりのためには，18〜64歳では週に23メッツ・時以上の身体活動を，65歳以上では週に10メッツ・時以上の身体活動を行うとよい．

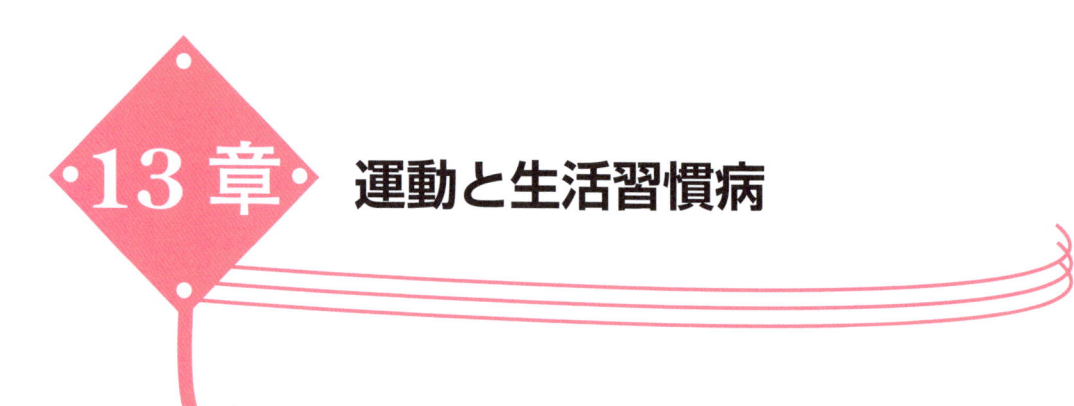

## 13.1 生活習慣病とは

**生活習慣病**とは，1995 年以前は**成人病**と呼ばれていた一群の疾病を指す．それまで成人病という語が使用されてきたのは，これらが，成人とりわけ中・高年者に発症しやすい疾病であるととらえられてきたからである．しかしながら，その後の研究により，その発症と進行には，加齢よりも運動，食生活，喫煙，ストレスなどの**生活習慣**が深く関連することが明らかとなり，名称が変更されることとなった．

生活習慣病には，一般に肥満，脂質異常症，糖尿病，高血圧，悪性新生物（がん），脳卒中，肝臓病，骨粗しょう症などが含まれる．これらの中で，**肥満，脂質異常症，糖尿病，高血圧**の 4 つの疾病は，その症状が自覚されにくいことに特徴がある．そのため，これらは病状が進行しても放置されることが多く，何の前兆もなく，血管系疾患（心筋梗塞，脳梗塞など）のような生命の存続にかかわる重篤な疾患を引き起こすことがある．図 13.1 は，わが国における死因別にみた死亡率の年次推移である．1950 年以前は，結核などの慢性感染症が死亡原因の中心であったが，現在では，生活習慣病と関連する疾病（がん，脳血管疾患および心疾患）が死因の大部分を占めている．

**key point**　生活習慣病とは，運動，食生活，喫煙，ストレスなどの生活習慣が原因で起こる疾病の一群を指し，肥満，脂質異常症，糖尿病，高血圧，がん，脳卒中，肝臓病あるいは骨粗しょう症などが含まれる．

## 13.2 生活習慣病の特徴

### a. 肥 満

肥満には，**症候性肥満**と**単純性肥満**とがある．前者は，原因とな

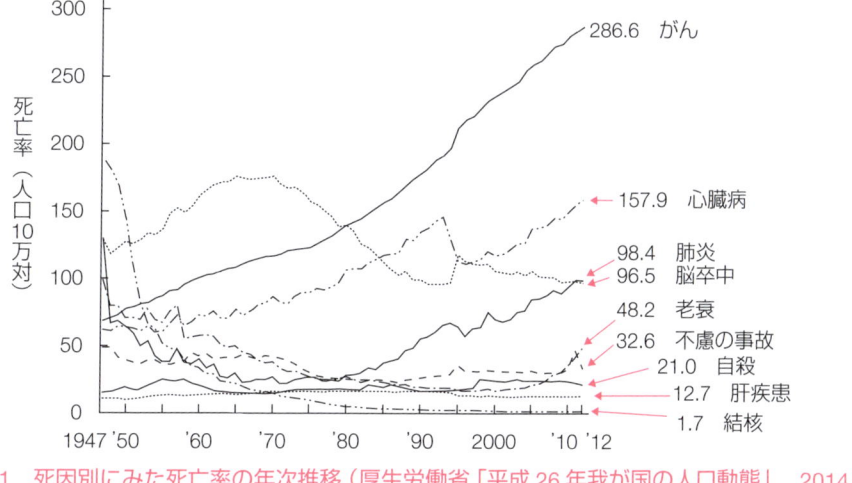

**図 13.1　死因別にみた死亡率の年次推移（厚生労働省「平成 26 年我が国の人口動態」, 2014）**
近年では, 生活習慣病と関連した疾病が死因のほとんどを占めている.

る疾病があり, それにより二次的に肥満となるものである. 一方, 後者は, 摂取エネルギーが消費エネルギーを上回るために起こるものであり, 肥満と判定される人の約 95 ％がこれにあたる. 日本では過去 20 年の間に, 1 日の栄養摂取量はほとんど変化していないのに, 肥満者の数は増加しており, 運動不足による消費エネルギーの減少がそのおもな要因であると考えられる.

　ただし, 単純性肥満が起こる原因には, 食事や運動といった環境的要因だけではなく, いくつかの**遺伝的要因**も関与している. からだには, 体重を一定範囲内に保とうとする機構が存在するが, 肥満を生む遺伝的要因の 1 つが, この機構を介した経路である. 脂肪細胞には, 白色脂肪細胞と褐色脂肪細胞の 2 種類があり, 前者と比べ後者では, 代謝が活発でより多くの脂肪が分解される. からだに脂肪が蓄積すると, 白色脂肪細胞から**レプチン**と呼ばれるホルモンが分泌される（図 13.2）. レプチンが視床下部にあるレプチン受容体に結合すると, 1）満腹中枢が刺激され, 食欲が減退する, 2）褐色脂肪細胞の代謝が亢進し, 消費エネルギー量が増加するなど, 体脂肪量の減少を招く変化が起こる. 肥満者では, レプチンが十分分泌されていないかというと, そうではなく, 体脂肪量が正常な範囲内の者と比べ, 逆に多く分泌されている場合がほとんどである. それにもかかわらず, 肥満が是正されないのは, 遺伝的要因によりレプチン受容体の構造が変異し, その機能が低下していることなどに原因がある.

　なぜ, 肥満に対して警笛が鳴らされるかというと, 肥満の程度が高いほど, 表 13.1 に示されるような種々の疾患を合併する確率が高まるためである. 合併症を発症しているか, あるいは近い将来で

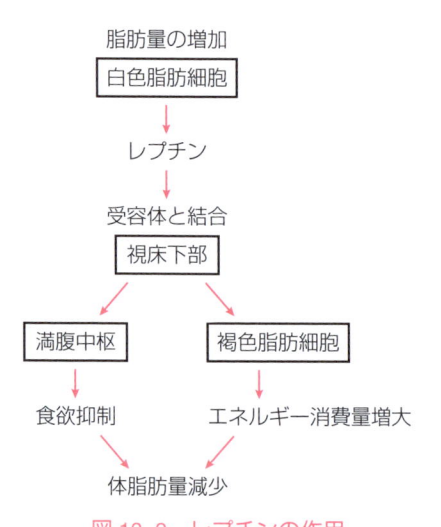

図 13.2 レプチンの作用

白色脂肪細胞から分泌されるレプチンは，体脂肪を減少させる作用を持つ.

表 13.1 肥満と疾患 (小坂，2003 を改変)

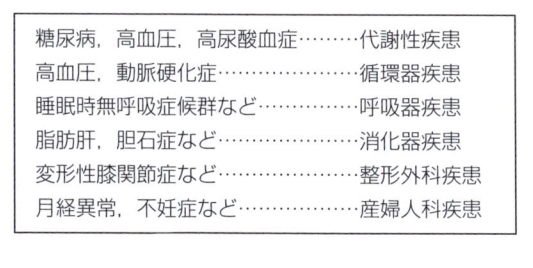

| | |
|---|---|
| 糖尿病，高血圧，高尿酸血症………… | 代謝性疾患 |
| 高血圧，動脈硬化症……………… | 循環器疾患 |
| 睡眠時無呼吸症候群など………… | 呼吸器疾患 |
| 脂肪肝，胆石症など……………… | 消化器疾患 |
| 変形性膝関節症など……………… | 整形外科疾患 |
| 月経異常，不妊症など…………… | 産婦人科疾患 |

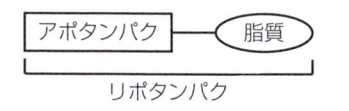

図 13.3 リポタンパクの構造

リポタンパクは，アポタンパクと脂質が結合したものである.

発症するとみられる場合を**肥満症**と呼び，医学的な治療を行う必要がある（11 章 4–b 参照，p111）.

### b．脂質異常症

　血漿中に含まれる脂質は，**コレステロール，中性脂肪**（トリグリセリド），リン脂質および遊離脂肪酸であり，前 3 者は，アポタンパクと呼ばれるタンパク質と結合した形で存在する．脂質とアポタンパクの結合体を**リポタンパク**という（図 13.3）．リポタンパクには比重の異なる数種類のものがあり，これらの中で，コレステロールは**低比重リポタンパク**（low density lipoprotein：**LDL**）および**高比重リポタンパク**（high density lipoprotein：**HDL**）中に，また

表 13.2　リポタンパクの種類

| 種　類 | 含まれる脂質 |
|---|---|
| 超低比重リポタンパク（VLDL） | 中性脂肪 |
| 低比重リポタンパク（LDL） | コレステロール |
| 高比重リポタンパク（HDL） | コレステロール |

　中性脂肪は**超低比重リポタンパク**（very low density lipoprotein：**VLDL**）中に含まれている（表 13.2）．LDL に含まれるコレステロールを **LDL コレステロール**と，HDL に含まれるものを **HDL コレステロール**といい，通常，前者と後者の比は 6：4 である．**脂質異常症**とは，血中に含まれる脂質の組成が正常ではない症状を指し，臨床的には，空腹時における血漿中の脂質の濃度から判定される．脂質異常症は 3 種類に細分され，LDL コレステロールが 140 mg/dL 以上の場合を高 LDL コレステロール血症と，HDL コレステロールが 40 mg/dL 未満の場合を低 HDL コレステロール血症と，また中性脂肪が 150 mg/dL 以上の場合を高トリグリセリド血症と呼ぶ．

　血管は弾性を持っており，ゴムのように伸び縮みする．血管壁の厚さが増し，本来の弾性が失われる症状を動脈硬化症という．LDL は血管壁に取り込まれ壁を盛り上げるように蓄積するのに対して，HDL はこれらを取り去るように機能する．したがって，脂質代謝異常は**動脈硬化の危険因子**となる．血管壁が厚くなると血管の内径が狭まるため，血流が阻害され血栓が生じやすくなり，心筋梗塞，脳梗塞，大動脈瘤あるいは眼底出血などを起こす原因となる．また，中性脂肪の濃度が非常に高くなり，1,000 mg/dL を超えると，急性膵炎を起こすことがある．

　血漿中の総コレステロール値も疾病の発生率に影響する．図 13.4 は冠動脈（心臓に酸素を供給する動脈）疾患の発生率と総コレステロール値の関係を示している．コレステロール値の増加とともに，発生率は指数関数的に増加し，200 mg/dL での発生率を 1.0 とすると，220 mg/dL では約 1.5 倍に，240 mg/dL では約 2 倍になる．表 13.3 は，わが国の脂質異常症が疑われる者の比率を示している．男女ともに，40 歳代から 60 歳代にかけてその割合が急増すること，男女の比較では，50 歳代までは男性の方が多いが，70 歳代以降では逆に女性が上回ることがわかる．

## c．糖尿病

　健常者では，血漿中に含まれる糖質（グルコース）は，腎臓ですべて濾過されるため，尿中にグルコースは検出されない．しかし，糖尿病の患者の血液には，腎臓の濾過能力を上回る濃度のグルコー

13 章　運動と生活習慣病　　133

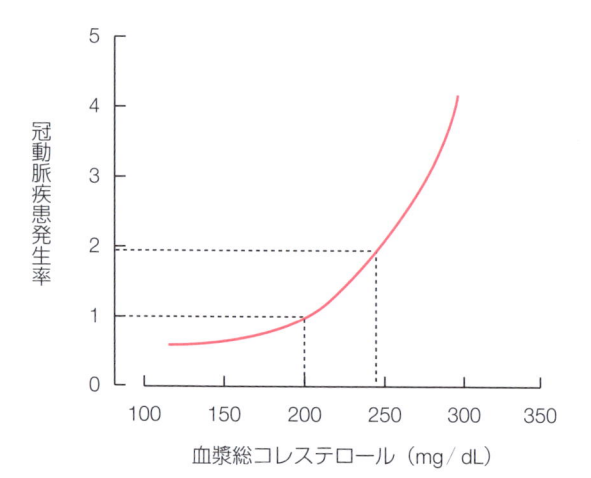

**図 13.4　血漿総コレステロール濃度と冠動脈疾患発生率との関係（小坂，2003 を改変）**
冠動脈疾患の発生率は，血漿総コレステロール濃度が 200 mg/dL の場合を 1.0 としたときの相対値で示されている.

**表 13.3　脂質異常症が疑われる者の割合（厚生労働省，2012 を改変）**

| 年齢（歳） | 男性 | 女性 |
|---|---|---|
| 20〜29 | 8.0 | 1.5 |
| 30〜39 | 13.1 | 2.5 |
| 40〜49 | 15.4 | 3.2 |
| 50〜59 | 23.6 | 12.3 |
| 60〜69 | 28.0 | 27.5 |
| 70〜 | 31.8 | 36.4 |

数値は，その年代の総人口に対する割合（%）である.
該当者は，HDL コレステロールが 40 mg/mL 未満の者およびコレステロールまたは中性脂肪を下げる薬を服用している者である.

スが存在するため，尿とともに排泄されることがある. この疾病が，糖尿病と命名されたゆえんはここにある. 臨床的には，**血糖値**（血漿中のグルコースの濃度）が，空腹時で 126 mg/dL 以上であるか，グルコース負荷試験（75 g のグルコースを経口摂取する）2 時間後で 200 mg/dL 以上であるかのいずれかの場合，糖尿病と診断される.

　1869 年に，ドイツの学生であったランゲルハンスは，膵臓を構成する細胞の中に，他とは明らかに異なるものが，海に点在する島のようにあることをみつけた. これにちなんで，この細胞の一群はランゲルハンス島と呼ばれるようになった. **インスリン**は，ランゲ

表 13.4　糖尿病の分類と原因

|  | 1 型（インスリン依存性） | 2 型（インスリン非依存性） |
| --- | --- | --- |
| 患者の割合 | 約 5% | 約 95% |
| おもな原因 | 膵臓 $\beta$ 細胞の破壊 | 肥満，遺伝 |
| 血中インスリン濃度 | 0〜極めて低い | やや低い〜高い |
| おもな治療方法 | インスリン注射 | 食事・運動療法 |

ルハンス島の $\beta$ 細胞から分泌されるホルモンである．肝臓から血中に放出されたグルコースは，主として筋に取り込まれる（図 1.6，p4）．インスリンが筋細胞の細胞膜に存在する**受容体に結合する**と，筋による血漿グルコースの取り込みが促進される．したがって，インスリンの作用の高低は，糖尿病発症の直接の原因となる．

　糖尿病はその原因から 2 種類に分けられ，一方を **1 型糖尿病**と，他方を **2 型糖尿病**という（表 13.4）．1 型は，何らかの理由で $\beta$ 細胞が破壊され，インスリンがほとんど分泌されなくなるために発症する糖尿病であり，生命を維持するためには，インスリンを外部から注射しなければならない．これに対して，インスリンが分泌されているにもかかわらず，血糖値が低下しないのが 2 型糖尿病であり，糖尿病患者の約 95 ％がこれにあたる．このタイプでは，治療に必ずしもインスリンを必要としないため，**インスリン非依存性糖尿病**とも呼ばれる（この場合，1 型は**インスリン依存性糖尿病**と呼ばれる）．2 型糖尿病に罹患する比率は，正常体重者と比べ肥満者で高く，アメリカで行われた調査では，年齢が 20〜44 歳で BMI（Body Mass Index）が男性で 27.8，女性で 27.3 以上の過体重者では，標準体重者の数倍の頻度で 2 型糖尿病を発症していることが示されている．

　糖尿病はかつては確実に死に至る不治の病であったが，治療法が確立され，現在ではこの病に罹患しても通常の生活を送ることができるようになった．しかし，症状が進行すると，血管障害，失明，腎不全などのさまざまな合併症が起こるため注意を要する．

### d．高血圧

　血圧とは，その名の通り血液にかかる圧力のことである．血圧は，心臓が収縮したときにもっとも上昇し，逆に拡張したときにもっとも低下する．前者は**収縮期血圧**，後者は**拡張期血圧**と呼ばれる（収縮期血圧は最高血圧，拡張期血圧は最低血圧ともいう）．病院などで血圧を測定すると，「上が〜で，下が〜」と 2 つの数値が言い渡されるが，「上」が収縮期血圧で，「下」が拡張期血圧である．高血圧症とは血圧が正常値より高い症状を指し，臨床的には，収縮期血

表 13.5　高血圧の基準と分類（日本高血圧学会，2014 を改変）

| 分　類 | 収縮期血圧（mmHg） | | 拡張期血圧（mmHg） |
|---|---|---|---|
| **正常域血圧** 至適血圧 | <120 | かつ | <80 |
| 正常血圧 | 120～129 | または | 80～84 |
| 正常高値血圧 | 130～139 | または | 85～89 |
| **高血圧** Ⅰ度高血圧 | 140～159 | または | 90～99 |
| Ⅱ度高血圧 | 160～179 | または | 100～109 |
| Ⅲ度高血圧 | ≧180 | または | ≧110 |
| 収縮期（孤立性） | ≧140 | かつ | <90 |

圧が 140 mmHg 以上または拡張期血圧が 90 mmHg 以上の場合である（表 13.5）．高血圧には，原因がはっきりしない**本態性高血圧**と，原因が明らかな（腎臓病，内分泌疾患など）**二次性高血圧症**とがあり，高血圧症患者の約 95 ％が前者である．

　高血圧症患者の血管には，通常よりも高い圧力がかかることになる．したがって，この状態が長期間継続すると，血管壁がしだいに厚くなり，動脈硬化を発症する．また，高い圧力で血液を押し出さなければならないため，心臓の筋肉が病的に肥大し，それが原因で心不全を引き起こすことがある．日本では 60 歳以上の高齢者の約半数が，高血圧であると考えられている．

### e．メタボリックシンドローム

　これまで述べてきた肥満，脂質異常症，糖尿病，高血圧は，いくつかが複合して発症することがある．その場合，一つ一つの疾病は軽度で診断の基準値を超えておらず，健康診断などで「要治療」と指摘されないことがある．しかし，軽度であっても生活習慣病を併せ持つと，重篤な疾病を発症する危険性が増すことが知られている．メタボリックシンドロームとは，生活習慣病あるいは生活習慣病に近い状態を複数持つことにより，心筋梗塞や脳梗塞など，**動脈硬化に起因する疾患を起こす確率が高まった症状**を指す．

　図 13.5 に，国際糖尿病連盟が提唱するメタボリックシンドロームの診断基準を示した．内臓に脂肪が蓄積しており（ウエスト周囲が男性で 90 cm 以上，女性で 80 cm 以上であることがそのマーカー），さらに血漿脂質異常（中性脂肪，コレステロール），血圧高値，高血糖の**マーカー4 項目**のうち 2 つ以上があてはまると，メタボリックシンドロームと診断される．

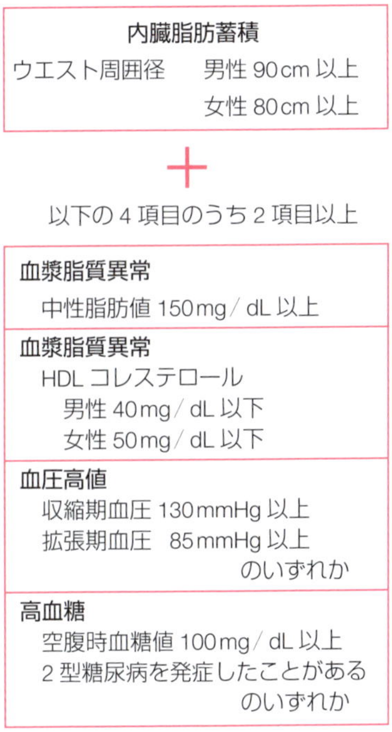

**内臓脂肪蓄積**

ウエスト周囲径　　男性 90 cm 以上

女性 80 cm 以上

以下の 4 項目のうち 2 項目以上

**血漿脂質異常**

中性脂肪値 150 mg／dL 以上

**血漿脂質異常**

HDL コレステロール

男性 40 mg／dL 以下

女性 50 mg／dL 以下

**血圧高値**

収縮期血圧 130 mmHg 以上

拡張期血圧　85 mmHg 以上

のいずれか

**高血糖**

空腹時血糖値 100 mg／dL 以上

2 型糖尿病を発症したことがある

のいずれか

**図 13.5　メタボリックシンドロームの診断基準（国際糖尿病連盟，2007）**
内臓脂肪が蓄積しており，さらに血漿脂質異常（中性脂肪，コレステロール），血圧高値，高血糖の 4 項目のうち 2 項目が当てはまる場合，メタボリックシンドロームと診断される．

> **key point**
>
> 肥満者は，健常者と比較して生活習慣病に罹患しやすい．また，一つ一つの程度は軽くても，生活習慣病を複数持つと血管系疾患を引き起こす確率が高くなる．

## 13.3　運動の効果

### a．肥満への効果

　単純性肥満を是正するためには，摂取エネルギーを減少するか，消費エネルギーを増加するか，あるいはその両方を行えばよいことは，その原因から明らかである．ここで注意しなければならないことは，「単に体重を減少させればよいわけではない」ということである．消費エネルギーの約 70％は，安静時代謝（安静を保持している時に消費するエネルギー）によるものである．安静時代謝の多くは，骨格筋で熱を産生するために必要とされるエネルギーであり，したがって，筋量が減少すると，安静時代謝も低下することになる．単純性肥満を対象にした減量では，**筋量を減少させることなく，体脂肪量を低下させること**が重要である．

　図 13.6 は，16 週間の減量プログラムが身体組成に及ぼす影響

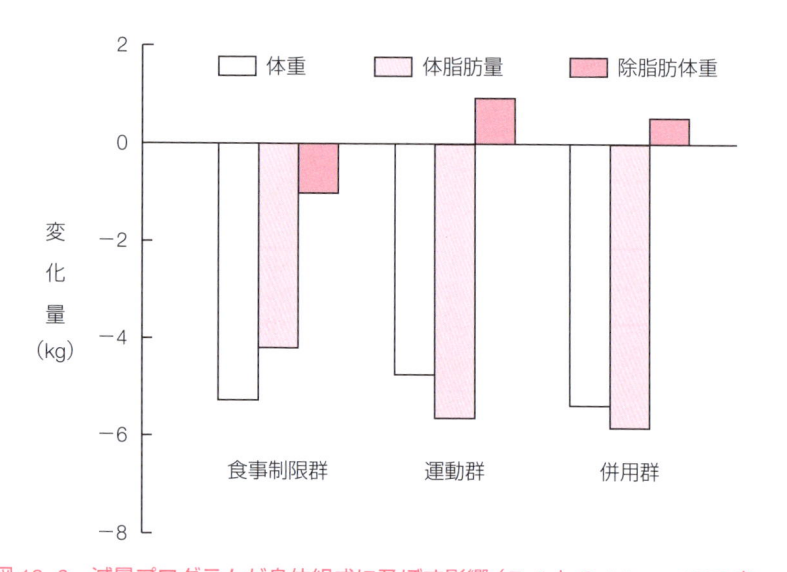

**図 13.6　減量プログラムが身体組成に及ぼす影響（Zuti と Golding，1976 を改変）**
運動を行わず食事制限だけを実施すると，除脂肪体重が低下する．

を示している．ここでは，食事制限だけを行った場合（食事制限群），運動だけを行った場合（運動群），両方を組み合わせた場合（併用群）の3種類のプログラムを実施し，いずれの群においても消費エネルギーが摂取エネルギーを1日当たり500kcal上回るようにした．3群を比較すると，体重は同程度減少したが，体脂肪量の減少は運動群と併用群で大きいこと，また，食事群の体重減少の中には，筋を主とした除脂肪体重の低減も含まれていることがわかる．この結果から示されるように，肥満治療において運動を用いることの意義は大きい．

　疾病の治療を目的として運動を行わせることを**運動療法**という．肥満，脂質異常症，糖尿病，高血圧に対する運動療法の基本となるものは，持続的な運動によるエネルギー消費である．具体的な処方は，運動療法の目的，年齢，性，合併症の有無などによって異なるが，一般的には，最大酸素摂取量（$\dot{V}O_2max$）の40〜70％の強度で，1日30〜60分間の運動（歩行，ジョギング，水泳，サイクリングなど）を週5回以上行うことが勧められている．また，日常生活での運動量を高めるため，1日10,000歩以上歩くとよいとされている．肥満者では，膝関節に過度な負担がかかることが予想されるので，重力の影響を受けにくい運動（水泳，サイクリングなど）を取り入れる，土などの柔らかい場所で運動を行う，関節周囲の筋を強化するなどの配慮が必要である（表13.6）．

表 13.6　生活習慣病に対する運動療法における留意点（井上ら，2006，河盛ら，2001，佐藤ら，2006 および Whaley ら，2006）

| 疾　患 | 留意点 |
|---|---|
| 肥満，高脂血症 | ・初期段階では，エネルギー消費量を高めるために，運動強度を保つことより，運動時間を増加させることに重点を置く.<br>・1 日の消費エネルギーの約 10％（約 300 kcal）を運動にあてることを当初の目標とし，徐々に運動量を増加させる.<br>・関節に過剰な負担がかからないよう工夫する必要がある.<br>・肥満者は，運動中に高体温になる危険性が高い.<br>・筋力トレーニングを併用する. |
| 糖尿病 | ・1 型糖尿病患者では，低血糖に陥らないように配慮する.<br>・2 型糖尿病患者では，食後 30〜60 分に運動を行うのが望ましい.<br>・低血糖によるリスクを減らすために，パートナーと一緒に運動したり，医師の監視化で運動したりする.<br>・血糖値が 300 mg / dL を超える場合は，注意して運動を行う. |
| 高血圧 | ・中等症以上の場合は，運動療法は行わない.<br>・軽症以下であっても心血管系疾患を有している場合は，運動療法は行わない.<br>・運動中，収縮期血圧が 200 mmHg を大きく超えない強度で行う.<br>・血管拡張剤を服用している場合は，運動後低血圧をきたすことがあり，主運動の後，段階的にクーリングダウンを行うことが重要である. |

### b．脂質異常症への効果

　食習慣の是正とともに，運動も有効な治療法となる．運動を 10 週間程度継続して行うと，総コレステロールの低下，中性脂肪の低下，HDL コレステロールの増加が起こり，特に，後 2 者の変化が顕著である．これらの変化は，脂質異常症でない人にもみられ，運動は治療のみならず，予防にもなりうる．血管壁に存在する**リポタンパクリパーゼ**と呼ばれる酵素は，VLDL に結合している中性脂肪を分解する作用を持つ．運動によって脂質異常症の症状が緩和されるのは，この酵素が活性化され，より多くの中性脂肪が使用されるようになること，また，VLDL の量が減少すると，HDL の合成が促進されることなどに素因がある．脂質異常症者は肥満を伴っている場合が多く，運動療法における留意点としては，肥満者に対するものが適応できる（表 13.6）．

### c．糖尿病への効果

　血漿中のインスリンの濃度が同じであっても，筋がグルコースを取り込む速度には個人差がある．取り込む速度が速い場合をインスリン感受性が高い，遅い場合を感受性が低いという．インスリンの感受性が低ければ，血糖値が低下しにくいことはいうまでもない.

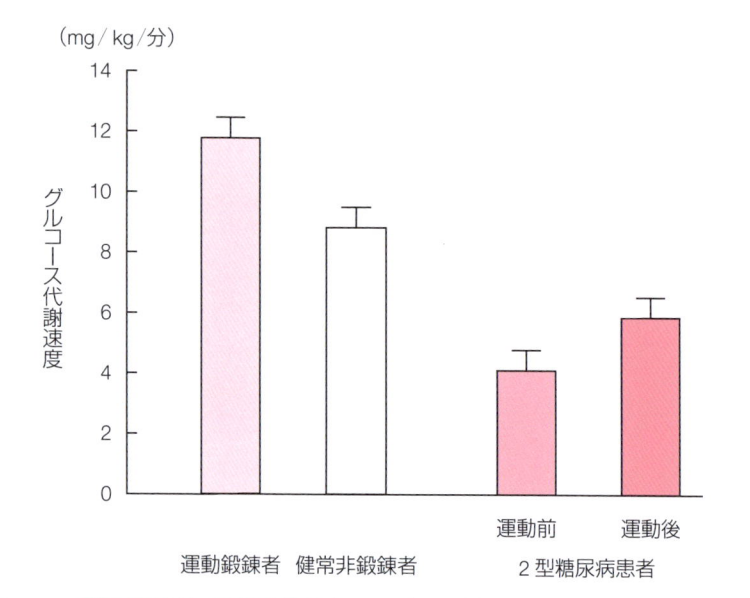

図 13.7　運動鍛錬者，健常非鍛錬者および 2 型糖尿病患者のインスリン感受性（河盛ら，2001 を改変）
グルコースの代謝速度が高いほど，インスリン感受性が高い．運動を行うと，健常者および 2 型糖尿病者の両方においてインスリン感受性が高まる．

日ごろから活動的な人（運動鍛錬者）では，そうでない人（運動非鍛錬者）と比べてインスリン感受性が高い（図 13.7）．このことは，運動習慣を身につけることは，インスリンの**感受性低下を防止**し糖尿病の予防につながること，またインスリン感受性が低下している 2 型糖尿病患者では，運動が有効な治療手段となることを示している．事実，2 型糖尿病患者に数週間運動を行わせると，感受性が改善される（図 13.7）．また，定期的な運動を継続して行うことによって，インスリンが関与しない経路のグルコースの取り込み能力（**インスリン非依存性糖輸送**）も改善され，筋によるグルコースの取り込みが一層促進される．図 13.8 に，運動が血糖値を低下させる一連の変化を示した．

　インスリン治療中の患者では，運動を行う時間帯を特に考慮する必要がある．それは，インスリン注入後運動を行うと，低血糖に陥る危険性があるからである．また，2 型糖尿病患者の場合では，血糖や血漿インスリン濃度がピークに達する食後 30～60 分に，運動を実施するのが望ましい（表 13.6）．

### d．高血圧への効果
　治療としては，**薬物療法**と**生活習慣改善**が行われ，運動は生活習慣改善の 1 つである．運動を数週間継続すると，個人差はあるが，収縮期血圧，拡張期血圧ともに 5～10 mmHg 程度低下することが

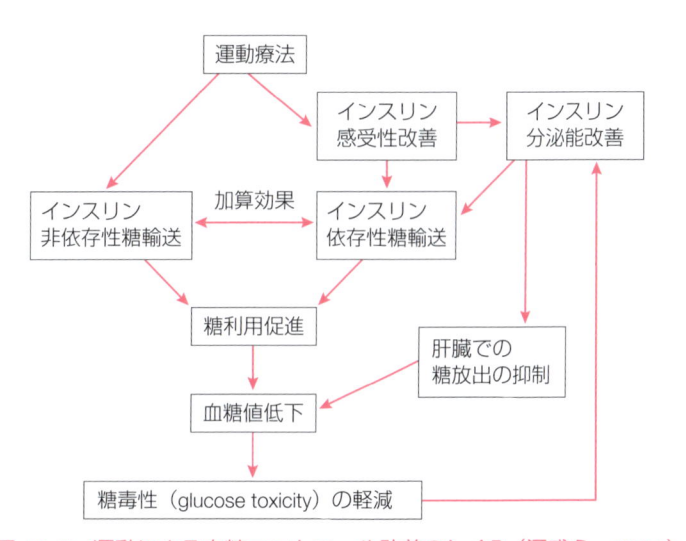

**図 13.8　運動による血糖コントロール改善のしくみ（河盛ら，2001）**
運動によりインスリン依存性糖輸送および非依存性糖輸送の両方が改善され，血糖が
低下する．

知られている．血圧は，主として心拍出量と末梢血管抵抗の2つの
要因によって規定されており，運動によって両者とも低下し，血圧
が下がると考えられている．

　行う運動の強度によってその程度は異なるが，運動中，血圧は上
昇する（強度が高いほど，上昇率は大きい）．したがって，高血圧
の症状によっては，運動療法を採用できないことがある．Ⅱ度以上
（収縮期血圧 160 mmHg 以上）の高血圧の場合（表 13.5），ある
いはⅠ度以下（収縮期血圧 160 mmHg 未満）であっても心臓に血管
系疾患（心疾患，左室肥大，心筋梗塞の既往など）を有している場
合は，運動療法は行わず薬物療法が処置される（表 13.6）．高血
圧患者が強度の高い運動を行うと，血管にきわめて高い負荷を与え
ることになるため，ウェイトトレーニングのような運動は避けた方
がよい．

　前述のように，生活習慣病に対して，運動は**治療だけではなく予
防の効果**も持つ．生活習慣病に罹患した人ばかりでなく，健常者に
も1日30分以上の運動を週5回程度実施することが推奨されるが，
成人の約80％がこれを行っていないのが現状である．自覚を持っ
て，20〜30年の単位で運動を継続するよう努めることが重要であ
ろう．

 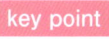 適切な運動を実施すると，生活習慣病の発症が予防されるとともに，す
でに発症している場合はその症状が改善される．

## 13章　運動と生活習慣病　　141

◆　要　約　◆

1. 生活習慣病とは，運動，食生活，喫煙，ストレスなどの生活習慣が原因で起こる疾病の一群を指し，肥満，脂質異常症，糖尿病，高血圧，悪性新生物（がん），脳卒中，肝臓病あるいは骨粗しょう症などが含まれる．

2. 生活習慣病の中で，肥満，脂質異常症，糖尿病，高血圧の4つの疾病は，その症状が自覚されにくいことに特徴がある．そのため，これらは病状が進行しても放置されることが多い．

3. 単純性肥満とは，摂取エネルギーが消費エネルギーを上回るために起こる肥満であり，肥満者の大部分がこれにあたる．肥満の程度が高まると，さまざまな合併症を起こす確率が高まる．

4. 脂質異常症とは，血漿中の脂質の組成が正常ではない状態を指し，高 LDL コレステロール血症，低 HDL コレステロール血症および高トリグリセリド血症の3種類に細分される．脂質異常症は動脈硬化の危険因子であり，罹患すると冠状動脈疾患などの発生率が高まる．

5. インスリンは膵臓から分泌されるホルモンであり，血漿中の糖の濃度（血糖値）を下げる作用を持つ．糖尿病とは慢性的に血糖値が高い症状を指し，インスリンの分泌量が低下すること，あるいはインスリンが分泌されていても作用しなくなることに発症の原因がある．糖尿病の症状が進行すると，さまざまな合併症が起こる．

6. 高血圧症とは血圧が通常より高い症状を指し，この状態が長期間継続すると，動脈硬化や心不全を起こす確率が高まる．

7. メタボリックシンドロームとは，生活習慣病あるいは生活習慣病に近い状態を複数持つことにより，動脈硬化に起因する疾患を起こす確率が高まった症状を指す．

8. 一般に，40～70% $\dot{V}O_2max$ の強度で，1回30分以上の運動を週5回以上の頻度で継続して実施すると，生活習慣病の発症が予防されるとともに，すでに発症している場合はその症状が改善される．

9. 生活習慣病に対して運動療法を取り入れる場合，対象者の症状や身体的特性に応じて，運動の様式，運動の強度と継続時間，運動を行うタイミングなどに十分留意する必要がある．

# 老化に伴う身体機能の変化

## 14.1　筋機能の変化

### a．サルコペニア
#### 1）サルコペニアとは

　サルコペニア（sarcopenia）は，ギリシャ語の「筋」を意味する sarx と「減少」を意味する penia に由来する造語であり，概念としては「疾病などの明らかな原因なくして生ずる，老化に伴う筋量の低下」を，また老齢性症候群としては「高齢者において，筋量が一定以上減少した症状」を指す言葉として用いられている．どの程度筋量が減少すれば，サルコペニアとするのかの明確な基準はない．1998 年にアメリカで行われた調査では（対象者 883 人），からだに占める筋量を示す指標が若者の約 75 ％以下（正確には若者の平均値より 2 標準偏差以下）をその基準としている．その調査によると，70 歳以下では 14〜24 ％が，70 歳代では 18〜35 ％が，80 歳以上では 50 ％以上が，サルコペニアに該当することが示されている（数値に幅があるのは，人種差および性差があるためである）．

　ロコモティブシンドローム（locomotive syndrome：運動器症候群）とは，「身体運動に関与する組織の機能が低下し，要介護になるリスクが高まった状態」をいう．要介護状態になると，自立した生活が送れなくなるだけでなく，糖尿病，心筋梗塞，脳卒中などを発症しやすくなる．サルコペニアは，骨の機能障害とともにロコモティブシンドロームの主要因である．

#### 2）簡便な診断法

　サルコペニアであるかどうかは，筋量から判定すべきであるが，簡便にこれを測定する方法は現段階ではない．そこで，簡単に実施できる身体機能テストから判断する方法が提起されている（図 14.1）．この手法では，**歩行速度**と**握力**が用いられ，両項目とも一定の値以上であれば，サルコペニアではないと診断される．一方，両項目とも一定値に達しない場合は筋量の測定が行われ，その値から

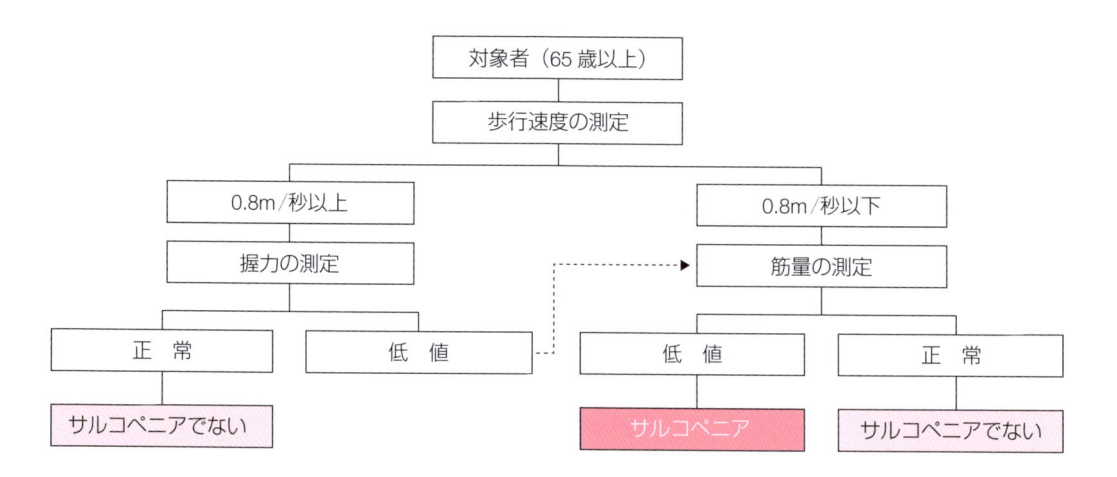

図 14.1 サルコペニアの診断（阿部ら，2013 を改変）
握力の正常値の基準は，男性で 30.3kg 以上，女性で 19.3kg 以上である．

判断がくだされる．

### 3）サルコペニアの要因

　筋の活動レベルの低下が原因で，筋量が低下する現象を**廃用性萎縮**という．骨折のためギプス固定をして長く過ごすと，脚が細くなることなどがその例である．サルコペニアが起こる原因としては，この廃用性萎縮が第一に考えられる．しかしながら，サルコペニアには，廃用性萎縮だけでは説明できない萎縮もみられる．後者は老化に伴う生物学的な変化であり，ここではそれを**老齢性萎縮**と呼ぶことにする．老齢性萎縮の原因の 1 つは，筋細胞内の抗酸化機能が低下し，タンパク質の合成速度の低下および分解速度の増大が起こりやすくなることにある．

 **key point**　老化に伴って筋量が低下する現象をサルコペニアという．サルコペニアの原因は，廃用性萎縮と老齢性萎縮の両方にある．

### b．筋　力

　図 14.2 は，加齢に伴う最大膝伸展力の変化を示している．特別なトレーニングを行っていない一般人では，30 歳あたりから衰えが始まり，筋力は年々低下し続ける．30 歳のときの筋力を 100％とすると 80 歳では約 40％であり，年間の平均減少率は 1.2％である．しかし，この低下率は常に一定かというとそうではなく，60 歳までは平均 0.7％程度と比較的緩やかである．しかしながら，60 歳を超えると平均 2.0％に高まり，80 歳での最大筋力は 60 歳の時

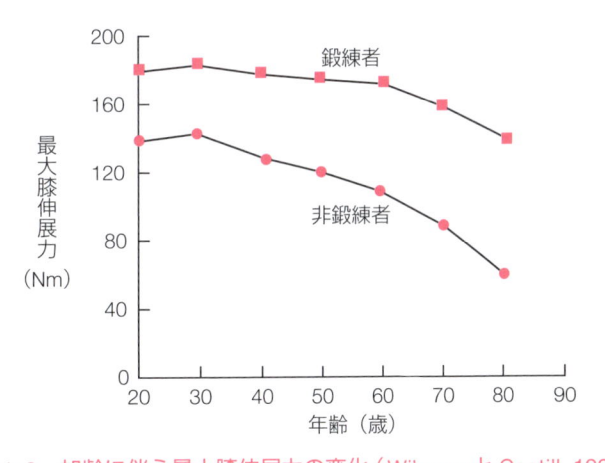

**図 14.2 加齢に伴う最大膝伸展力の変化（Wilmore と Costill, 1999）**
最大膝伸展力は加齢に伴って低下するが，筋力トレーニングを継続することにより，
その低下率を著しく減少させることができる．

の半分程度にまで低下する．ウェイトトレーニングなど比較的強度
の高い運動を継続して行うと，加齢に伴う筋力の減少率を抑えるこ
とができる．図 14.2 の例では，鍛練者の 30 歳から 80 歳までの平
均減少率は年間約 0.4％程度であり，この結果，80 歳代の最大膝伸
展力は 20 歳の非鍛練者と遜色がない．

　筋力が減少するのは，筋線維の数が減少することと個々の筋線維
が萎縮することの両方によって，サルコペニア（すなわち筋の萎縮）
が起こるためである．高齢鍛練者の筋線維のサイズを調べてみると，
ほとんど萎縮を起こしていないばかりか，若年者より大きいことも
めずらしくない．このことは，高齢者にみられる**筋線維の萎縮**は，
主として**廃用性の要因**によるものであり，身体の活動レベルを維持
することによって，ある年齢まではこれを抑制できることを示す．
一方，筋線維数の減少は老齢性の要因に起因し，神経と筋線維との
コンタクトが途切れるために起こる．

 key point

加齢により筋力が低下するのは，身体活動量が低減することにおもな原
因があり，活動量を維持すれば，筋力の低下をかなり抑制することがで
きる．

**c．収縮速度**

　高齢になると，誰でも素早い動作ができにくくなる．これは神経
の働きが低下することに加え，筋自体の収縮速度が低下するためで
ある．それでは，なぜ筋の収縮速度は低下するのであろうか．また，
運動などを行うことによって，その低下を抑制することは可能なの

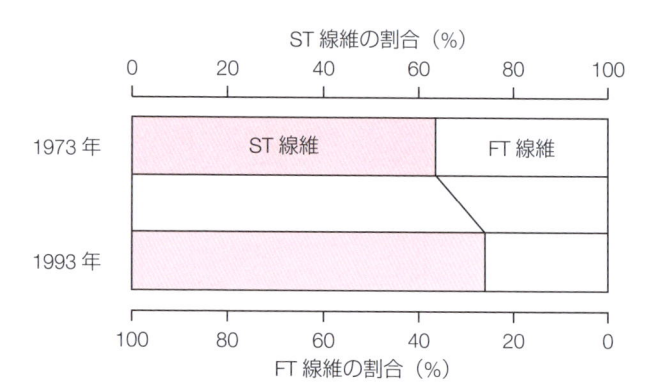

図 14.3　加齢に伴う筋線維組成の変化（Trappe ら，1995 を改変）
28 人について，20 年間の間隔をおいて腓腹筋の筋線維組成を調べたところ，20 年間で約 8％遅筋（ST）線維の割合が増加していることが認められた．

であろうか．

### 1）筋線維組成の変化

　28 人について，20 年間の間隔（1973 年と 1993 年，年齢は 1973 年時 30 歳）をおいて腓腹筋の筋線維組成を調べたところ，20 年間で含まれる遅筋（ST）線維の割合が約 8％増加していた（図 14.3）．このような筋線維組成の変化が，高齢になると筋の収縮速度が低下する原因の 1 つである（FT 線維と比べると，ST 線維の方が収縮速度が遅い）．ST 線維の割合が増加するのは，神経と筋線維とのコンタクトが途切れ，FT 線維のいくつかに次の 2 つの変化が起こるためである．1 つは，FT 線維が ST 線維に**タイプ移行**することであり，もう 1 つは，線維が死滅し FT 線維の**数が減少する**ことである．これによって筋全体が ST 化する．

### 2）単一筋線維レベルでの変化

　先の精巧なピンセットを使って，筋から 1 本 1 本の筋線維を剥離することができ，このようにして取り出した線維を，単一筋線維という．筋線維組成の変化に加え，老化に伴って素早い動作ができにくくなるもう 1 つの原因は，**単一筋線維レベルで，収縮速度が低下する**ことにある．図 14.4 は，高齢者（73〜81 歳）の単一筋線維の最大収縮速度を，青年（25〜31 歳）の値に対する割合で表したものであり，FTa 線維は約 70％に，ST 線維は約 60％にまで低下していることがわかる．また，その低下率は，特別な運動を行っていない人と，50 年間以上にわたり比較的強度の高い運動を継続して行ってきた人とで，ほとんど差はみられない．このことは，加齢による収縮速度の低下に対し，運動は抑制効果を持たないことを示す．なお，FTb 線維については，この実験では調べられた筋線維

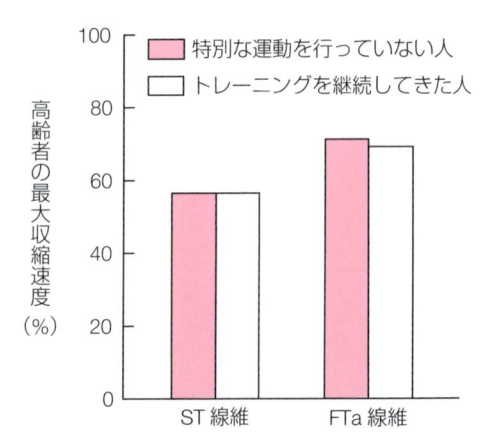

図 14. 4　高齢者における単一筋線維の最大収縮速度（Larsson ら, 1997 を改変）
ST 線維および FTa 線維の最大収縮速度は，加齢とともに減少するが，トレーニングを継続して行っても，その低下を抑制することはできない．値は青年の収縮速度に対する割合で表してある．

の数が少なく，明確な結論が得られていない．

 **key point**　身体活動量を維持しても，加齢に伴う筋の収縮速度の低下を抑制することはできない．

## 14. 2　持久力の変化

### a．最大酸素摂取量

　個人差はあるが，全身持久力の指標である最大酸素摂取量（$\dot{V}O_2max$）は 20 歳中ごろから変化し始め，加齢とともにほぼ直線的に低下する．その低下率は，特別なトレーニングを行っていない一般の人では，年間平均 0.9～1.0 ％である（図 14. 5）．しかし，**身体活動量を維持すること**によって，$\dot{V}O_2max$ の低下をかなり**抑制する**ことができ，持久的な運動を継続して行っているランナーでは，年間の低下率は約 0.4 ％である．このことは，一般人にみられる加齢に伴う $\dot{V}O_2max$ の低下は，筋力の場合と同様に，身体活動量が減少することに起因するところが大きいことを意味する．

### b．呼吸機能

　呼吸機能の指標にはいくつかのものがあるが，運動時における呼吸機能は**最大換気量**（$\dot{V}Emax$）によって評価される．$\dot{V}O_2max$ と同様に，$\dot{V}Emax$ も加齢とともにほぼ直線的に低下し，成人では 110～140 L/min であったものが，60～80 L/min にまで減少する．この減少は，肋間筋や横隔膜など呼吸運動に関与する筋の機能が低下す

14 章　老化に伴う身体機能の変化　　147

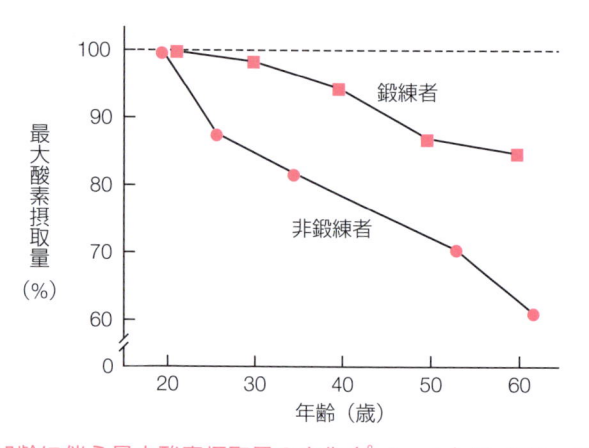

**図 14.5　加齢に伴う最大酸素摂取量の変化**（Åstrand と Rodahl，1986 および Wilmore と Costill，1999 を改変）

最大酸素摂取量は，加齢に伴い低下するが，トレーニングを行うことによって，その低下率を減少させることができる．値は体重に対する相対値を 20 歳時のものに対する割合で示してある．

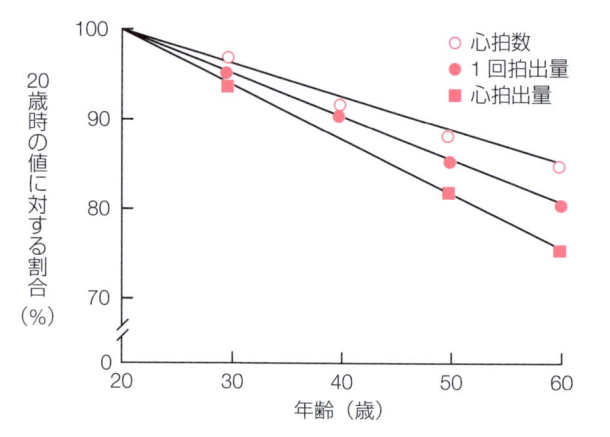

**図 14.6　加齢に伴う心拍数，1 回拍出量および心拍出量の最大値の変化**（Wilmore と Costill，1999）

各パラメータは加齢とともに，ほぼ直線的に低下する．値は 20 歳時のものに対する割合で示してある．

ること，また，肺組織や胸部の柔軟性が乏しくなることなどにその原因がある．中高年時にトレーニングを継続的に行うことによって，呼吸機能の低下をかなり抑制することができる．

### c．循環機能

　最大心拍数および最大 1 回拍出量も，加齢とともに直線的に減少する（図 14.6）．この 2 つの相乗作用によって最大心拍出量は減少し（心拍出量＝1 回拍出量×心拍数），この最大心拍出量の減少が，トレーニングを継続しても，老化による $\dot{V}O_2max$ の低減を完

全に抑制することのできないおもな要因である.

また, 最大心拍数は一般の人では,

$$最大心拍数 = 220 - 年齢$$

で表すことができるが, 高齢者の場合にはトレーニングによって低下が抑制される傾向があり, よく運動する人では

$$最大心拍数 = 205 - 0.5 \times 年齢$$

で表すことができる (池上, 1995). このことは, 加齢に伴う**最大心拍数の低下**は, **避けて通ることのできない現象**だが, 身体活動量を維持することによって, 低下を抑制できることを意味する. 高齢競技者における1回拍出量の低下は, 心臓の大きさが変化するためだけではなく, 血管の弾性の低下に伴って末梢抵抗が増大することにも原因がある.

🔓 **key point**　身体活動量を維持しても, 加齢に伴う最大酸素摂取量の低下を完全に抑制することができないのは, 最大心拍出量が低下するためである.

## 14.3　高齢者のトレーナビリティ

トレーニングや学習の結果, **得られる効果の大きさの程度**をトレーナビリティという. たとえば, AとBの2名が同一のトレーニングを行ったが, Aの方に大きな能力の改善がみられたとすると, AはBよりトレーナビリティが高いということになる. 多くの場合, トレーナビリティには一生のうちでもっとも高い時期があり, それより若くても歳をとってもトレーナビリティは低下する. 語学などの習得が, ある年齢を超えると非常に困難になることがよい例である. 筋力トレーニングや持久性トレーニングに対する高齢者のトレーナビリティは, 若者と比べどうなのであろうか.

### a. 筋　力

筋力トレーニングに対するトレーナビリティについて, 青年と高齢者とを直接比較した研究は少ないが, 60〜72歳の高齢者が12週間ウェイトトレーニングを行った例では, 最大膝伸展力は107％増大し, このとき筋線維は平均29％肥大したという. この筋線維の肥大率は, 青年が類似したトレーニングを行った時の値にほぼ匹敵する (図14.7). これらのことは, 筋力トレーニングを継続して行ってきた80歳の人が, 20歳の青年と同等の筋力を発揮できることとあわせ (図14.2), **筋力トレーニングに関して, 老齢者は青年に近いトレーナビリティを持っている**ことを示すものである.

14章　老化に伴う身体機能の変化　　149

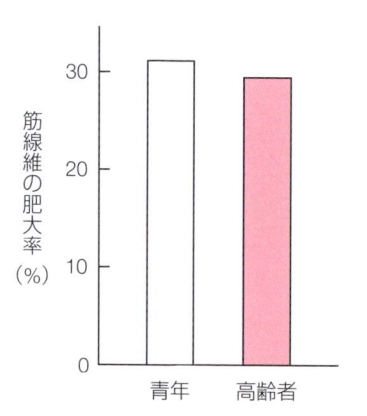

**図 14.7　12 週間の筋力トレーニングによる筋線維の肥大率**
（MacDougall，1986 および Frontera ら，1988 を改変）
筋力トレーニングによる筋線維の肥大率は青年と高齢者で大きな差異はない.

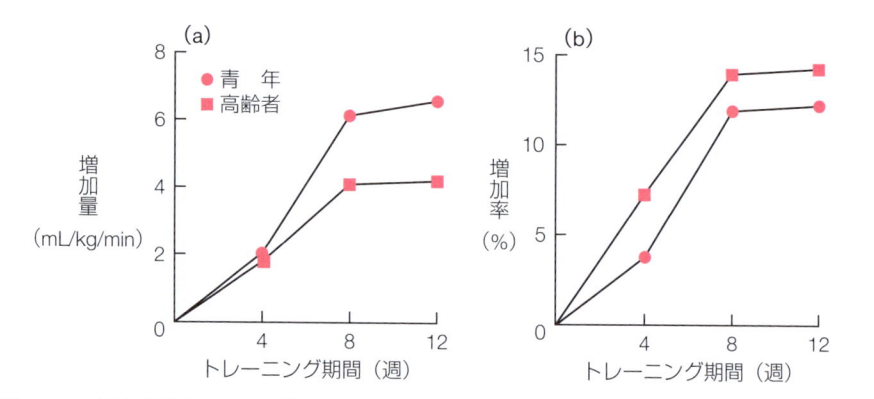

**図 14.8　持久性トレーニングによる最大酸素摂取量の変化**（Meredith ら, 1989 を改変）
トレーニングによる最大酸素摂取量の増加の程度は，増加量の絶対値では青年の方が大きいが
（a），初期値に対する割合で評価すると高齢者の方がやや大きくなる（b）.

### b．持久力

　持久性トレーニングについては，12 週間にわたり青年（平均 23.6 歳）と高齢者（平均 65.1 歳）にトレーニングを行わせ，$\dot{V}O_2max$ の変化を比較・検討した例がある．トレーニングによる $\dot{V}O_2max$ の増加量は，青年で約 6 mL/kg/min，高齢者で約 4 mL/kg/min と青年の方が大きいが（図 14.8a），増加量をトレーニング前の値に対する割合（増加率）で評価すると，逆に高齢者の方が大きくなる（図 14.8b）．したがって，筋力トレーニングの場合と同様に，**持久性トレーニングに関しても，高齢者のトレーナビリティは青年と大きく違うことはない**といえる.

　興味深いことは，トレーナビリティはほぼ同様であっても，青年と高齢者で $\dot{V}O_2max$ 増加のメカニズムが異なることである．図 14.9 は，12 週間の持久性トレーニング後の筋の酸素摂取速度の増加

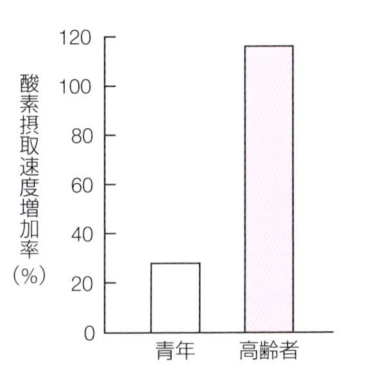

図 14.9　持久性トレーニングによる下肢筋の酸素摂取速度の増加率
（Meredith ら，1989 を改変）
トレーニングによる筋の酸素摂取速度の増加率は高齢者の方がきわめて大きい．

率を示している．青年ではその増加率は 30 ％以下であるが，高齢者では初期値の 2 倍以上になり，増加率は 120 ％近くにまで達した．これは青年と比べ高齢者において，トレーニングによって筋の酸化能力が大きく改善されたことを意味する．このことから，高齢者では青年以上に，$\dot{V}O_2max$ の増加に対して，中枢（特に循環器系）より末梢（筋）の機能の改善が寄与するところが大きいと考えられる．

 **key point**　筋力トレーニングおよび持久性トレーニングに対するトレーナビリティは，高齢者と青年とで大きな差異はない．

◆　要　約　◆

1. 老化に伴って筋量が低下する現象をサルコペニアという．サルコペニアの原因は，筋の活動レベルが低下すること（廃用性萎縮）と老化に伴って細胞に生物学的な変化が起こること（老齢性萎縮）の両方にある．
2. 特別なトレーニングを行っていない一般人では，30 歳過ぎから筋力の低下が始まる．60 歳前後までは，その低下率は年間平均約 0.7 ％であるが，それ以降，低下率は約 2.0 ％に増す．
3. 筋力が低下するのは，廃用性の要因による個々の筋線維の萎縮と，老齢性の要因による筋線維数の減少の両方が原因で，サルコペニアが起こるためである．トレーニングを継続的に行うことにより，筋線維の萎縮またそれに伴う筋力の低下をかなり抑制することができる．
4. 加齢に伴って筋の収縮速度が低下するのは，筋に含まれる遅筋線維の割合が増加することと，個々の筋線維の収縮速度が低下

することの2つの変化が起こるためである．日常生活における身体活動量を維持しても，加齢に伴うこのような変化を抑制することはできない．

5. 最大酸素摂取量は，加齢とともにほぼ直線的に減少し，その低下率は年間平均0.9〜1.0％である．筋力の場合と同様に，トレーニングを行うことにより，この低下をかなり抑制することができる．

6. 加齢とともに，最大心拍数および最大1回拍出量が減少し，そのために最大心拍出量が減少する．この変化がトレーニングを継続しても，最大酸素摂取量の減少を完全に抑制することのできないおもな原因である．

7. 持久性トレーニング，筋力トレーニングの両方に対するトレーナビリティは，高齢者と青年とで大きな違いはない．

# 参 考 書

阿部　孝, 真田樹義, 尾崎隼朗（2013）サルコペニアを知る・測る・学ぶ・克服する. NAP.

Åstrand P-O and Rodahl K（1986）The Textbook of Work Physiology. McGraw-Hill Book Company.

Fox E（1979）Sports Physiology. Saunders Company. ＜朝比奈一男監訳, 渡部和彦訳（1999）選手とコーチのためのスポーツ生理学 第16版. 大修館書店＞

Hargreaves M ed.（1995）Exercise Metabolism. Human Kinetics.

池上晴夫（1990）運動処方 新版. 朝倉書店.

池上晴夫（1994）スポーツ医学Ⅰ. 朝倉書店.

石河利寛, 竹宮　隆編（1994）持久力の科学. 杏林書院.

石河利寛（2000）健康・体力のための運動生理学. 杏林書院.

樋口　満編著（2007）新版 コンディショニングのスポーツ栄養学. 市村出版.

Jones NL, McCartney N and McComas AJ eds.（1986）Human Muscle Power. Human Kinetics.

勝田　茂編著（2015）運動生理学20講 第3版. 朝倉書店.

勝田　茂編（2000）運動と筋の科学. 朝倉書店.

小坂樹徳（2003）生活習慣病の理解 第2版. 文光堂.

真島英信（1986）生理学 第18版. 文光堂.

宮村実晴（2009）身体トレーニング. 真興交易.

宮下充正（1984）トレーニングの科学. 講談社.

森本武利監修（2007）高温環境とスポーツ・運動. 篠原出版新社.

Peachey LD ed.（1983）Handbook of Physiology, Section10: Skeletal Muscle. American Physiological Society.

佐藤祐造編著（2005）運動療法と運動処方. 文光堂.

Wilmore JH and Costill DL（1999）Physiology of Sport and Exercise. Human Kinetics.

山田　茂, 福永哲夫編著（2003）生化学, 生理学からみた骨格筋に対するトレーニング効果 第2版. NAP.

山本啓一, 丸山工作（1986）筋肉. 化学同人.

山地啓司（2001）最大酸素摂取量の科学 第2版. 杏林書院.

和田正信編（2018）ステップアップ運動生理学. 杏林書院.

# 参 考 文 献

## 1．筋収縮とエネルギー供給系

Fox E（1979）Sports Physiology. Saunders Company. ＜朝比奈一男監訳, 渡部和彦訳（1999）選手とコーチのためのスポーツ生理学 第 16 版. 大修館書店．＞

山本啓一，丸山工作（1986）筋肉．化学同人．

## 2．筋線維の種類とその特性

Andersen P and Henriksson J（1977）Capillary supply of the quadriceps femoris muscle of man: adaptive response to exercise. J Physiol, 270：677–690.

勝田　茂，高松　薫，田中　守，小泉順子，久野譜也，田淵健一（1989）50m 走と 12 分間走の成績による外側広筋の筋線維組成の推定．体育学研究，34：141–149.

Komi PV and Karlsson J（1979）Physical performance, skeletal muscle enzyme activities and fibre types in monozygous and dizygous twins of both sexes. Acta Physiol Scand（Suppl）462：1–28.

Saltin B, Henriksson J, Nygaard E and Anderson P（1977）Fiber types and metabolic potential muscles in sedentary man and endurance runners. Ann N Y Acad Sci, 301：3–29.

Saltin B and Gollnick PD（1983）Skeletal Muscle Adaptability: Significance for Metabolism and Performance. pp555–631. In: Peachey LD ed. Handbook of Physiology, Section10: Skeletal Muscle. American Physiological Society.

Trappe SW, Costill DL, Fink WJ and Pearson DR（1995）Skeletal muscle characteristics among distance runners: a 20–yr follow–up study. J Appl Physiol, 78：823–829.

## 3．神経系の役割

朝比奈一男，中川功哉（1979）運動生理学．大修館書店．

朝比奈一男（1981）運動とからだ．大修館書店．

Wilmore JH and Costill DL（1999）Physiology of Sport and Exercise. Human Kinetics.

## 4．筋の収縮様式と筋力

Åstrand P–O and Rodahl K（1986）The Textbook of Work Physiology. McGraw–Hill Book Company.

Albert B, Bray D, Lewis J, Raff M, Roberts K and Watson JD（1983）Molecular Biology of the Cell. p965, Garl and Publ.

Gonyea WL, Sale DG, Gonyea FB and Mikesky A（1986）Exercise induced increases in muscle fiber number. Eur J Appl Physiol, 55：137–141.

Lavender AP and Nosaka K (2006) Changes in fluctuation of isometric force following eccentric and concentric exercise of the elbow flexors. Eur J Appl Physiol, 96：235–240.

MacDougall JD (1986) Morphological Changes in Human Skeletal Muscle Following Strength Training and Immobilization. pp269–288. In: Jones NL, MacCartney N and MacComas AJ eds., Human Muscle Power. Human Kinetics Publishers.

McArdle WD, Katch FI and Katch VL (1986) Exercise Physiology: Energy, Nutrition and Performance. Lea & Febiger. ＜田口貞善，矢部京之助，宮村実晴，福永哲夫監訳 (1992) 運動生理学-エネルギー・栄養・ヒューマンパフォーマンス-. 杏林書院＞

Staron RS, Leonaddi MJ, Karapondo DL, Malicky ES, Falkel JE, Hagerman FC and Hikida RS (1991) Strength and skeletal muscle adaptations in heavy–resistance–trained women after detraining and retraining. J Appl Physiol, 70：631–640.

Thorstensson A, Larsson L, Tesch P and Karlsson J (1977) Muscle strength and fiber composition in athletes and sedentary men. Med Sci Sports, 9：26–30.

Wilmore JH and Costill DL (1994) Physiology of Sport and Exercise. Human Kinetics.

Wilmore JH and Costill DL (1999) Physiology of Sport and Exercise 2nd Edition. Human Kinetics.

山田　茂，福永哲夫編著 (1996) 生化学，生理学からみた骨格筋に対するトレーニング効果．NAP.

## 5．運動と循環

Åstrand P-O and Rodahl K (1970) Textbook of Work Physiology. McGraw–Hill Book Company. ＜朝比奈一男監訳，浅野勝己訳 (1976) 運動生理学．大修館書店．＞

Fox E (1979) Sports Physiology. Saunders Company. ＜朝比奈一男監訳, 渡部和彦訳 (1999) 選手とコーチのためのスポーツ生理学 第16版. 大修館書店．＞

Klausen K, Andersen LB and Pelle I (1981) Adaptive changes in work capacity, skeletal muscle capillarization and enzyme levels during training and detraining. Acta Physiol Scand, 113：9–16.

松井秀治編 (1978) スポーツとスタミナ．大修館書店．

Saltin B and Gollnick PD (1983) Skeletal Muscle Adaptability: Significance for Metabolism and Performance. pp555–631. In: Peachey LD ed., Handbook of Physiology, Section10: Skeletal Muscle. American Physiological Society.

Smith JJ and Kampine JP (1984) Circulatory Physiology: the Essentials. Williams & Wilkins.

## 6．運動と呼吸

Åstrand P-O and Rodahl K（1986）The Textbook of Work Physiology. McGraw-Hill Book Company.

Davis JA（1985）Anaerobic threshold: review of the concept and directions for future research. Med Sci Sports Exerc, 17：6-18.

Fox E（1979）Sports Physiology. Saunders Company.＜朝比奈一男監訳, 渡部和彦訳（1999）選手とコーチのためのスポーツ生理学 第16版. 大修館書店．＞

McArdle WD, Katch FI and Katch VL（1986）Exercise Physiology: Energy, Nutrition and Performance. Lea & Febiger.＜田口貞善, 矢部京之助, 宮村実晴, 福永哲夫監訳（1992）運動生理学−エネルギー・栄養・ヒューマンパフォーマンス−. 杏林書院．＞

進藤宗洋（1973）酸素摂取量と酸素負債．pp171-210．猪飼道夫編著, 身体運動の生理学．杏林書院.

豊岡示朗（1977）長距離ランナーの「トレーニングの可能性」と有酸素的パワー．体育の科学, 27: 436-441.

山地啓司（2001）最大酸素摂取量の科学 第2版．杏林書院.

## 7．運動とホルモン

Felig P and Wahren J（1975）Fuel homeostasis in exrecise. N Engl J Med, 293：1078-1084.

Scheve LG（1984）Elements of Biochemistry. Allyn and Bacon, Inc Massachusetts.＜駒野　徹, 中澤　淳, 中澤晶子, 酒井　裕, 森田潤司共訳（1987）基礎生化学．化学同人．＞

Wilmore JH and Costill DL（1999）Physiology of Sport and Exercise. Human Kinetics.

## 8．筋疲労の要因

Allen DG, Lamb GD and Westerblad H（2008）Skeletal muscle fatigue: cellular mechanisms. Physiol Rev, 88：287-332.

Bergström J, Hermansen L, Hultman E and Saltin B（1967）Diet, muscle glycogen and physical performance. Acta Physiol Scand, 71：140-150.

Hermansen L, Hultman E and Saltin B（1967）Muscle glycogen during prolonged severe exercise. Acta Physiol Scand, 71：129-139.

Westerblad H, Allen DG and Lännergren J（2002）Muscle fatigue: lactic acid or inorganic phosphate the major cause? News Physiol Sci, 17：17-21.

## 9．運動と体温調節

小川徳雄（1985）運動と体温．臨床スポーツ医学, 2：241-250.

川原　貴, 小松　裕, 中井誠一, 松本孝朗, 伊藤静夫, 井上芳光, 田中英登, 長谷川博, 安松幹展, 安住文子（2013）スポーツ活動中の熱中症ガイドブック．日本体育協会.

中井誠一（2007）熱中症．pp59-89．森本武利監修, 高温環境とスポーツ・運動．篠原出版新社.

Nadel ER, Holmer I, Bergh U, Åstrand P-O and Stolwijk AJA（1974）Energy exchanges of swimming man. J Appl Physiol, 36：465-471.

## 10．運動と栄養

小林修平, 樋口　満（2012）アスリートのための栄養・食事ガイド．第一出版.

日本体育協会編（2013）スポーツと栄養．文光堂.

鈴木志保子（2010）からだづくりとたんぱく質摂取．pp54-67．樋口満編著, コンディショニングのスポーツ栄養学．市村出版.

## 11．身体組成と肥満

池上晴夫（1994）スポーツ医学Ⅰ．朝倉書店.

日本肥満学会（2011）第5回保険者による健診・保健指導等に関する検討会議事録参考資料1.

阪本要一, 池田義雄（1992）肥満の判定法．臨床成人病, 22: 11-16.

Wilmore JH and Costill DL（1999）Physiology of Sport and Exercise. Human Kinetics.

## 12．運動処方

池上晴夫（1984）健康のためのスポーツ医学．講談社.

池上晴夫（1985）運動処方．朝倉書店.

池上晴夫（1987）運動処方の実際．大修館書店.

厚生労働省（2013）健康づくりのための身体活動基準2013.

進藤宗洋, 橋本　勲（1989）健康のための運動所要量Q&A．新企画出版社.

首都大学東京体力標準値研究会編（2005）新・日本人の体力標準値Ⅱ．不昧堂出版.

## 13．運動と生活習慣病

井上　一, 武藤芳照, 福田　潤編著（2006）運動療法ガイド 第4版．日本医事新報社.

International Diabetes Federation（2007）The IDF consensus worldwide definition of the metabolic syndrome.

河盛隆造編（2001）糖尿病運動療法のてびき．医歯薬出版.

小坂樹徳（2003）生活習慣病の理解．文光堂.

厚生労働省（2012）国民健康・栄養調査.

厚生労働省（2014）平成 26 年我が国の人口動態.

日本高血圧学会高血圧治療ガイドライン作成委員会編（2014）高血圧治療ガイドライン 2014. ライフサイエンス出版.

佐藤祐造編著（2006）運動療法と運動処方. 文光堂.

Whaley MH ed.（2006）ACSM's Guidelines for Exercise Testing and Prescription. American College of Sports Medicine.＜日本体力医学会体力科学編集委員会監訳（2006）運動処方の指針 第 7 版. 南江堂＞

Zuti WB and Golding LA（1976）Comparing diet and exercise as weight reduction tools. Phys Sportsmed, 4：49–53.

## 14．老化に伴う身体機能の変化

阿部　孝, 真田樹義, 尾崎隼朗（2013）サルコペニアを知る・測る・学ぶ・克服する. NAP.

Åstrand P–O and Rodahl K（1986）The Textbook of Work Physiology. McGraw–Hill Book Company.

Frontera WR, Meredith CN, O'reilly KP, Knuttgen HG and Evans WJ（1988）Strength conditioning in older men: skeletal muscle hypertrophy and improved function. J Appl Physiol, 64：1038–1044.

池上晴夫（1995）運動生理学. 朝倉書店.

Larsson L, Li X and Frontera WR（1997）Effects of aging on shortening velocity and myosin isoform composition in single human skeletal muscle cells. Am J Physiol, 272：C638–C649.

MacDougall JD（1986）Morphological Changes in Human Skeletal Muscle Following Strength Training and Immobilization. pp269–288. In: Jones NL, MacCartney N and MacComas AJ eds., Human Muscle Power. Human Kinetics Publishers.

Meredith CN, Frontera WR, Fisher EC, Hughes VA, Herland JC, Edwards J and Evans WJ（1989）Peripheral effects of endurance training in young and old subjects. J Appl Physiol, 66：2844–2849.

Trappe SW, Costill DL, Fink WJ and Pearson DR（1995）Skeletal muscle characteristics among distance runners: a 20–yr follow–up study. J Appl Physiol, 78：823–829.

Wilmore JH and Costill DL（1999）Physiology of Sport and Exercise 2nd Edition. Human Kinetics.

# ◆ 索 引 ◆

## 和 文

### 【あ行】

アクチンフィラメント 2, 3
アセチル CoA 9
アセチルコリン 76
汗の蒸発 86
暑さ指数 90
アデニル酸シクラーゼ 68
アデノシン 3
　——三リン酸 2, 3, 78
　——二リン酸 2, 3
アドレナリン 70
アミノ酸 95
アルドステロン 70
アレルギー症状 71
安全限界 118
胃 66
意識障害 89
意識性の原則 119
一卵性双生児 16
遺伝的要因 16
インスリン 66, 71, 73, 133
　——依存性糖尿病 134
　——感受性 139
　——欠乏 71
　——非依存性糖尿病 134
インパルス 22, 26, 76, 80
インピーダンス法 108
ウェイトトレーニング 36,
　37, 39, 41
右心室 44, 45
右心房 44, 45
運動 47, 61, 71, 89, 94, 129
　——強度 6, 58, 63, 121
　——継続時間 82
　——時の体温調節 86
　——種目 121
　——の効果 136
　——の調節 26
　——頻度 123
　——不足病 114

運動処方 114
　——の原則 118
　——の自由度 117
運動神経 22, 24, 25
　——細胞 76, 77
運動前野 22, 23
運動速度 35, 36
運動単位 27, 28, 29, 30, 38
　——の同期化 38
運動ニューロン 25, 26, 28,
　29
　——の興奮閾値 30
運動野 22, 23
運動療法 137
衛星細胞 40, 41
栄養素 92
エストロゲン 66
エネルギー 2, 71, 99, 124
　——供給系 11
　——供給源 6
　——供給時間 7
　——供給システム 10
　——供給速度 7
　——供給率 6
エピネフリン 66, 70, 73
炎症 71
遠心性神経 26
延髄 24, 66
横行小管 2, 77
黄体形成ホルモン 66
オキシトシン 66
オリーブ核 27
温度受容器 85

### 【か行】

介在ニューロン 22
外側広筋 18, 82
解糖 4
　——系 7, 11
　——能力 13
灰白質 24, 25

外分泌 65
カウプ指数 110
拡散 52
　——速度 52, 53
拡張期血圧 134
かくれ肥満 111
過酸化水素 81, 82
下垂体 66, 69
　——茎 69
　——後葉 66, 69
　——前葉 66, 69, 73
　——ホルモン 69
ガス交換 52
褐色脂肪細胞 130
活性型ビタミンD 101
活性酸素種 81, 82
カテコールアミン 70, 72, 73,
　74, 86
過負荷の原則 118
カルシウム不足 97
加齢 147
換気閾値 62
関節角度 34
汗腺 85
肝臓 66, 73
間脳 22, 23
寒冷下での運動 87
気管 52
　——支 52
キサンチンオキシダーゼ 82
拮抗作用 25
基底核 27
基底膜 3
求心性神経 26
橋 24
競技会前の食事 102
競技別目標摂取エネルギー量
　100
胸腺 66
強度がきわめて高い運動 6
筋 1, 32

索引　159

——づくり　99
——の横断面積　37, 39
——の収縮様式　32
筋芽細胞　40, 41
筋管　40, 41
筋グリコーゲン　72, 102
——の枯渇　81
——濃度　82
筋形質　2
筋原線維　2, 3, 41
筋小胞体　2, 3, 80
筋線維　1, 13, 40, 41
——の萎縮　144
——の横断面積　39
——の種類　12
——の増殖　42
——の増殖能力　40
——の動員パターン　30
——の肥大　40
——の分化　40
——の分類と特性　13
筋線維数　39
——の減少　144
——の増加　41
筋線維組成　14, 16
——と遺伝　16
——の推定　18
——の変化　17
筋痛　34
——の程度　35
筋肥大　39
筋疲労　76
——のおもな原因　79
——の引き金　81
筋紡錘　25, 26
筋力トレーニング　38, 41, 148
空気置換法　107
クエン酸回路　9
グリコーゲン　4, 8, 72, 79, 81
——濃度　82
——ローディング　102
グリセロール　5, 74, 94
グルカゴン　66, 71, 73
グルコース　4, 8, 72, 73

——6リン酸　8
クレアチン　7, 79
——リン酸　7, 79
クレブス（Krebs）回路　9
形質膜　3, 76, 77
継続性の原則　119
血液　44, 54
——成分　45
—の循環　44
血管　85
血漿　45, 46
——コレステロール　94
——総コレステロール　133
血小板　45, 46
血中塩分濃度　90
血中グルコース濃度　71, 72
血中乳酸濃度　62, 63
血糖値　133
健康　115
腱紡錘　25, 26, 39
減量プログラム　137
高エネルギー結合　3
高エネルギーリン酸化合物　2
交感神経　22, 24, 25
高血圧　129, 134
——への効果　139
抗酸化機能　81
甲状腺　66, 69
——刺激ホルモン　66, 69
——刺激ホルモン放出因子　69
——ホルモン　86
高炭水化物食　82
行動体力　115, 116
高比重リポタンパク　131
興奮閾値　29, 30
抗利尿ホルモン　66
高齢者のトレーナビリティ　149
呼吸　51
——商　56
個人差　86
骨格筋　1, 85

骨粗しょう症　101
個別性の原則　119
固有筋力　37
コラーゲン　101
コルチコイド　70
コルチゾール　70, 73, 74
コレステロール　131

【さ行】
サイクリックアデノシン一リン酸　68
最大1回拍出量　48, 147
最大換気量　146
最大酸素摂取量　57, 59, 60, 146, 147
最大酸素負債量　61
最大心拍出量　147
最大心拍数　48, 147, 148
最大随意収縮　76
最大膝伸展力　144
最低体重　112
細動脈　47, 48
細胞　53
——成分　45, 46
細胞体　21
——のサイズ　29
細胞内のカルシウム濃度　78
左心室　44, 45
左心房　44, 45
作用部位　73
サルコペニア　142
——の診断　143
酸化的リン酸化　9, 10
酸化能力　13
酸素　51
——解離曲線　54
——借　60
——需要量　60, 61
——消費量　87
——摂取量　56, 58
——負債　60
——負債量　60, 61
——分圧　52, 54
——飽和度　54, 55
持久性競技選手　62

持久性トレーニング 149
持久的運動選手 49
持久的競技者 48
持久能力 62
持久力 15
刺激ホルモン 69
脂質 4, 74, 92, 93
脂質異常症 129, 131
　——への効果 138
視床 23, 27
　——下部 23, 66, 69, 86
シナプス 21
自発的脱水 90
指標 62
脂肪 93
　——酸 94
　——組織 73
収縮期血圧 134
収縮速度 13, 144
収縮要素 2
重炭酸イオン 55
十二指腸 66
終末槽 3
樹状突起 21
種目特性に応じた筋線維組成
　15
受容体 67, 68
瞬発力 15
松果体 66
症候性肥満 129
症状 89
上昇心拍数 121
脂溶性 65
　——ビタミン 94, 96
小脳 22, 23, 24, 26, 27
蒸発 84
上皮小体 66
静脈 44, 53
　——還流 85
　——血 45
上腕二頭筋 28, 40
ジョギング 36
植物油 94
除脂肪体重 105
暑熱下での運動 86

暑熱環境の指標 89
処方の自由度 118
自律神経 22, 25
　——系 24
心筋 1
神経・筋接合部 76, 77
神経系 21, 22
　——の改善 38
　——の機能 37
神経細胞 21
　——の構造と種類 21
神経節 24
神経線維 21, 77
神経末端 77
心室 45
心臓 45, 53
　——が肥大 48
　——の機能・構造 44
　——の構造 45
　——のポンプ作用 53
　——容積 49
身体活動基準 126
身体組成 105, 137
　——の二要素モデル 106
　——のモデル 105
身体密度 106, 107
伸張性収縮 32, 33, 34, 35
心拍出量 46, 47, 48, 57
心拍数 46, 47, 57, 58
腎皮質 66
心房 45
随意運動 25
随意筋 1
水素イオン 51, 78
　——濃度 78
膵臓 66, 73
　——ホルモン 71
錐体外路 27
　——系 26
錐体路 27
　——系 26
水中体重法 106
水分補給 90
水溶性ビタミン 96
スーパーオキシド 81, 82

スクワット 37
ステロイドホルモン 65, 67
スポーツ 10, 35, 99, 124
　——選手の筋線維組成 15
　——適性 18
生活習慣病 129
性差 86
正常健康男子 49
精巣 66, 69
成長 71, 96, 99
　——促進 66
　——ホルモン 66, 71, 73, 74
静的収縮 32
セカンドメッセンジャー 68
脊髄 22, 24, 25
　——前角 26
赤血球 45, 46
前角 28
　——細胞（$a$） 27
全か無かの法則 29, 30
全身持久力 117
全身循環 44
漸進性の原則 119
漸増運動負荷テスト 62, 63
組織ホルモン 65
速筋線維 12
ソマトスタチン 71

【た行】
第4野 22, 26
第6野 22, 26
第8野 22, 26
体温 84
　——調節 85
　——調節中枢 85, 86
　——の上昇 86
　——の低下 86
体構成脂肪 93
体脂肪
　——率 88, 106, 107
　——量 105
代謝の亢進 86
体重 109
　——1kg 当たりの相対値

57
　——当たり最大酸素摂取量 59
大静脈　44
体性神経　22, 25
　——系　24
大動脈　44, 45
大脳　22, 23
　——皮質　22, 23, 26, 27
体表面積　88
　——／体重の比　88
タイプ移行　17, 145
対流　84
体力　115
単一筋線維　145
短距離選手　49
短縮性収縮　32, 33, 34, 35
単純性肥満　129, 130
炭水化物　4, 92
タンパク質　5, 92, 95
鍛練者　86
知覚神経　22, 24, 26
遅筋線維　12
中距離選手　49
中枢神経系　22
中性脂肪　131
中脳　24, 26, 27
長距離選手　49
超低比重リポタンパク　132
直腸温　87
貯蔵脂肪　93
定常状態　60
低炭水化物食　82
低比重リポタンパク　131
テストステロン　66
鉄欠乏　97
電解質コルチコイド　70
電子伝達系　9
伝導　84
　——機能の低下　77
動員パターン　29
糖質　4, 6, 7, 8, 92
　——コルチコイド　70
等尺性収縮　32, 33, 34, 35
等尺性張力　80

動静脈酸素較差　56, 57, 58, 59
等速性収縮　32, 35
等張性収縮　32
動的収縮　32
糖尿病　129, 132
　——への効果　138
動物脂　94
動脈　44, 53
動脈硬化症　132
特異的な効果　34
トリカルボン酸回路　9
トリグリセリド　5, 74, 131
トレーナビリティ　148
トレーニング　17
　——のタイプ　36

【な行】
内臓脂肪型肥満　111, 112
内分泌腺　65, 66, 73, 85
軟骨形成　71
ニードルバイオプシー法　14, 18
二酸化炭素　51
　——分圧　52, 54
二次性高血圧症　135
乳酸　8, 78
　——閾値　62, 63
　——系　7, 9
　——性アシドーシス　78
　——の生成　8
ニューロン　21
二卵性双生児　16
熱痙攣　89
熱失神　89
熱射病　89
熱受容器　85, 86
熱中症　89
　——の分類と症状　89
　——の予防　89
　——の運動指針　90
熱の移動　84
熱の伝導度　88
熱疲労　89
年齢差　86

脳　22, 24
脳幹　22, 23, 24
　——網様体　66
ノルアドレナリン　70
ノルエピネフリン　66, 70, 73

【は行】
肺換気　51
肺循環　44
肺静脈　44, 52, 53
肺動脈　44, 45, 52, 53
灰白質　25, 26, 28
肺胞　51, 52, 53
　——ガス　52
肺毛細血管　52
廃用性萎縮　143
白質　24, 25
白色脂肪細胞　130
発火頻度　76
発汗　86
白血球　45, 46
反射運動　25, 26
反復性の原則　119
皮下脂肪型肥満　112
膝伸展力　37
皮脂厚法　107
肘屈曲運動　34
肘屈曲筋力　37
肘屈筋力　37
非収縮要素　2
非ステロイドホルモン　65, 68
脾臓　66
比体重　109
ビタミン　92, 96
　——$D_2$　101
　——$D_3$　101
非鍛練者　86
必須アミノ酸　96
ヒドロキシアパタイト　101
ヒドロキシルラジカル　81, 82
非必須アミノ酸　96
皮膚　26, 84, 94, 101, 107
　——温　85

──血流量 85
肥満 129
　──症 112
　──の判定 108
　──への効果 136
標準体重 109
微量栄養素 92, 96
ピルビン酸 8, 9
疲労困憊 81
疲労耐性 13
ファーストメッセンジャー 68
フィックの法則 57
副交感神経 22, 24, 25
副甲状腺 66
輻射 84
副腎 66
副腎髄質 66, 73
　──ホルモン 70
副腎皮質 69, 73
　──刺激ホルモン 66
　──ホルモン 70
不随意運動 25
不随意筋 1
普通食 82
不飽和脂肪酸 94
プロゲステロン 66
プロラクチン 66, 69
　──放出因子 69
分圧 52
　──の較差 53
平滑筋 1
ベッツ細胞 22, 26
ヘマトクリット値 46
ヘモグロビン 45, 54
防衛体力 115, 116
放出因子 66, 69
飽和脂肪酸 94
骨づくり 101
ホルモン 65, 67, 68
ホルモン－受容体複合体 67
本態性高血圧 135

【ま行】

毎分換気量 51

末梢神経 24, 25
　──系 22
ミエリン鞘 21, 22, 25
ミオグロビン 2
ミオシンフィラメント 2, 3
ミトコンドリア 2, 3, 8, 9, 82
ミネラル 92, 96, 97
無機塩類 46
無機リン酸 3, 78, 79
無効発汗 85
無酸素系 8
無酸素性作業閾値 61, 62
メタボリックシンドローム 135
　──の診断基準 136
メッツ 124
毛細血管 47, 48, 51
　──が形成 53
　──数 49
網気管支 52
網様体 27
目標エネルギー摂取量 100
目標心拍数 123

【や行】

有効限界 118
有効発汗 85
有酸素運動 121
有酸素系 7, 9, 11
遊離脂肪酸 5, 9, 74, 131
洋ナシ型肥満 111, 112
抑制介在ニューロン 25, 26
予備心拍数 121

【ら行】

ランゲルハンス島 66, 71
卵巣 66, 69
卵胞刺激ホルモン 66
リノール酸 94
リパーゼ 74
リポキシゲナーゼ 82
リポタンパク 131
　──リパーゼ 138
りんご型肥満 111, 112
リン脂質 131

冷受容器 85, 86
レプチン 130
老齢性萎縮 143
ローレル指数 109
ロコモティブシンドローム 142

【欧　文】

ADP 3
anaerobic threshold 62
AT 62
ATP 2, 3, 78
ATP-PCr 系 7, 11, 79
ATP 産生 7
ATP の供給率 10
ATP の再合成 7
a-$\bar{v}$O$_2$diff 56, 57
BMI 109, 110
body mass index 109, 110
Ca$^{2+}$ 78, 80
　──放出チャネル 80
cAMP 68
cardiac output 46, 57
CO$_2$ 51
concentric contraction 32
Cr 7
dynamic contraction 32
eccentric contraction 32
FFA 5, 9, 74
free fatty acid 74
FTa 13
　──運動単位 30
　──線維 12, 13, 17
FTb 13
　──運動単位 30
　──線維 12, 13, 17
FT（fast-twitch）線維 12
　──の選択的肥大 39
glucocorticoid 70
H$^+$ 51
HCO$_3^-$ 55
HDL 131
　──コレステロール 132
heart rate 46, 57
HR 46, 57

high density lipoprotein  131
isokinetic contraction  32
isometric contraction  32
isotonic contraction  32
lactate threshold  62
LDL  131
　　—コレステロール  132
locomotive syndrome  142
low density lipoprotein  131
LT  62, 63
metabolic equivalents  124
METs  124
mineralocorticoid  70
NADPH オキシダーゼ  82
Nm  36
$O_2$  51
OBLA  62, 63
onset of blood lactate
　accumulation  62
oxygen debt  60
oxygen deficit  60
$P_{CO_2}$  52, 53
PCr  7
pH  78
　　——の低下  78
Pi  3, 7, 79
$P_{O_2}$  52, 53
$\dot{Q}$  46, 47, 57
reactive oxygen species  81
respiratory quotient  56
ROS  81
RQ  56
sarcopenia  142
SR  80
ST  13
static contraction  32
stroke volume  46, 57
ST 運動単位  30
ST（slow-twitch）線維  12,
　13
SV  46, 57
T 管  2, 3, 77, 80
TCA 回路  9
tidal volume  51
TV  51

type Ⅰ  13
　　——線維  12
type Ⅱ a  13
type Ⅱ b  13
type Ⅱ 線維  12
$\dot{V}_E$  51
$\dot{V}_E$max  146
ventilatory threshold  62
very low density lipoprotein
　132
VLDL  132
$\dot{V}O_2$  56, 57
$\dot{V}O_2$max  57, 146
VT  62, 63
WBGT  90
wet bulb globe temperature
　90

【記号】
％ST 線維  17
％$\dot{V}O_2$max  63, 86
$\beta$ 酸化  9
％予備心拍数  122

【数字】
1 回換気量  51
1 回拍出量  46, 47, 48, 49, 57,
　58, 59
1 型糖尿病  71, 134
2 型糖尿病  71, 134

〔著者略歴〕

**勝田　茂（かつた　しげる）**

| | |
|---|---|
| 1936 年 | 千葉県生まれ |
| 1959 年 | 東京教育大学体育学部健康学科卒業 |
| 1968 年 | 九州大学教養部助教授 |
| 1974 年 | 医学博士（九州大学） |
| 1974 年 | 米国ワシントン州立大学客員准教授 |
| 1978 年 | 九州大学健康科学センター助教授 |
| 1979 年 | 筑波大学体育科学系助教授 |
| 1986 年 | 筑波大学体育科学系教授 |
| 1996 年 | 筑波大学体育科学系長 |
| 1999 年 | 筑波大学体育専門学群長 |
| 2000 年 | 筑波大学名誉教授 |
| 2000 年 | 東亜大学大学院教授 |
| 2006 年 | 東亜大学大学院客員教授 |
| 2015 年 | 同上退職 |

**和田　正信（わだ　まさのぶ）**

| | |
|---|---|
| 1960 年 | 岐阜県生まれ |
| 1982 年 | 岐阜大学教育学部卒業 |
| 1987 年 | 筑波大学大学院修士課程体育研究科修了 |
| 1988 年 | 広島大学総合科学部講師 |
| 1991 年 | ドイツ連邦共和国コンスタンツ大学客員研究員 |
| 1995 年 | 博士（体育科学）筑波大学 |
| 1996 年 | 広島大学総合科学部助教授 |
| 2004 年 | 広島大学総合科学部教授 |
| 2006 年 | 広島大学大学院総合科学研究科教授 |
| 2020 年 | 広島大学大学院人間社会科学研究科教授 |

**松永　智（まつなが　さとし）**

| | |
|---|---|
| 1963 年 | 大阪府生まれ |
| 1987 年 | 筑波大学体育専門学群卒業 |
| 1989 年 | 筑波大学大学院修士課程体育研究科修了 |
| 1989 年 | 大阪市立大学教養部助手 |
| 1996 年 | 大阪市立大学保健体育科講師 |
| 1998 年 | ドイツ連邦共和国コンスタンツ大学客員研究員 |
| 2004 年 | 広島大学大学院生物圏科学研究科博士課程修了<br>博士（学術）広島大学 |
| 2006 年 | 大阪市立大学都市健康スポーツ研究センター講師 |
| 2008 年 | 宮崎大学教育文化学部教授 |
| 2016 年 | 宮崎大学教育学部教授 |
| 2021 年 | 京都産業大学現代社会学部教授 |

| 1997年12月 2 日 | 第 1 版第 1 刷発行 |
| 2000年 3 月31日 | 第 3 刷発行 |
| 2001年 6 月 1 日 | 第 2 版第 1 刷発行 |
| 2005年10月20日 | 第 6 刷発行 |
| 2007年 4 月20日 | 第 3 版第 1 刷発行 |
| 2014年 5 月10日 | 第13刷発行 |
| 2015年 3 月 1 日 | 第 4 版第 1 刷発行 |
| 2024年 3 月10日 | 第20刷発行 |

入門運動生理学　第 4 版
定価(本体2,300円＋税)　　　　　　　　　　　　　　　検印省略

編　著　勝田　茂
発行者　太田　康平
発行所　株式会社　杏林書院
〒113-0034　東京都文京区湯島 4-2-1
Tel　03-3811-4887(代)
Fax　03-3811-9148

©S. Katsuta　　　　　　　　http://www.kyorin-shoin.co.jp

ISBN 978-4-7644-1159-3　C3047　　　　　　印刷・製本：三報社印刷
Printed in Japan
乱丁・落丁の場合はお取り替えいたします.

・本書の複製権・翻訳権・上映権・譲渡権・公衆送信権（送信可能化権を含む）は株式
会社杏林書院が保有します.
・JCOPY ＜（一社）出版者著作権管理機構 委託出版物＞
　本書の無断複製は著作権法上での例外を除き禁じられています. 複製される場合は，そ
のつど事前に，（一社）出版者著作権管理機構（電話 03-5244-5088，FAX 03-5244-
5089，e-mail：info@jcopy.or.jp）の許諾を得てください.